UDO RENZENBRINK

ERNÄHRUNG BEI KREBS

Was tun zur Vorsorge?

Beiträge aus anthroposophischer Sicht

Arbeitskreis für Ernährungsforschung e. V.
Bad Liebenzell – Unterlengenhardt

ISBN 3-922290-30-2

Alle Rechte vorbehalten

Arbeitskreis für Ernährungsforschung e. V.
D-7263 Bad Liebenzell

2. Auflage 1985

Druck: Druckerei Schwerdtner GmbH, Stuttgart
Reinsburgstraße 180, 7000 Stuttgart 1

INHALT

                                                                            Seite

Einführung 5

I. Vom Wesen des Menschen 7

II. Gibt es Nahrungsmittel, die durch Belastung des Stoffwechsels die Geschwulstbildung fördern? Die Bedeutung einer lebensfrischen Nahrung 12

III. Krebserzeugende Fremdstoffe in der Umgebung und in der Nahrung 17

IV. Störungen im Flüssigkeitsorganismus – Zellwucherung durch verbildete ätherische Wachstumskräfte Die Problematik von Tomate, Kartoffel, Fleisch 22

V. Die Krebszelle atmet nicht Atemfunktion und Ernährung 30

VI. Der gestörte Lichtstoffwechsel des Krebskranken Von der Lichtqualität der Nahrung 36

VII. Die Krebszelle als Kälteherd Anregung des Wärmeorganismus durch Ernährung . 41

VIII. Kieselprozesse im Dienst einer Durchformung Durchlichtung und Durchwärmung 45

IX. Die Leber als zentrales Organ für den Stoffwechsel und die Entgiftung bei der Krebskrankheit Leber-Diät und Krebsvorsorge 49

X. Rhythmische Ordnungen 54

XI. Das Getreide in der Krebsdiät 65

		Seite
XII.	Praktische Richtlinien	69
	Anbau und Verarbeitung pflanzlicher Nahrungsmittel	69
	Das Getreide	69
	Gewürze	71
	Milch und Milchprodukte	71
	Die Gemüse	72
	Milchsaure Gärprodukte	74
	Die Früchte	75
	Die Fette	76
	Der Zucker	76
	Der Honig	77
	Das Fleisch	77
	Getränke	78
	Die faserreiche Kost	79
	Rohkostkuren	79
	Die Gemüsesaftkur nach Rudolf Breuß	80
	Der Rhythmus der Nahrungsaufnahme	80
	Vorschlag für einen Tagesplan im Sinne der Krebsvorbeugung	81
Schlußwort		83
Literaturverzeichnis		84

EINFÜHRUNG

Jeder vierte Mensch in den Wohlstandsländern stirbt an Krebs. Kaum eine Familie oder ein Freundeskreis, der nicht von dem schweren Schicksal verschont bleibt, einen lieben Menschen an diesem Leiden dahinschwinden zu sehen.

Und manch einer mußte vielleicht erfahren, daß eine Krebsgeschwulst in ihm bereits Boden gewonnen hat und zu wuchern droht. Er wird fragen: Welch ein Schicksal kommt auf mich zu? Bin ich ihm hilflos ausgeliefert? Sind Heilwege gangbar und erfolgversprechend?

Ehe sich der Krebs bildet, gehen meist über Jahre unspezifische Störungen auf den verschiedenen Gebieten des Stoffwechsels voraus. Der Tumor selbst ist dann das letzte Stadium dieser Entwicklung.

Aber nicht alle diese Vorstufen der Krebserkrankung müssen zur Geschwulstbildung führen. Sie können vom Organismus beherrscht werden, stehen bleiben oder während des Lebens nicht genügend Zeit haben, sich zur Geschwulst auszubilden.

Die Neigung zur Geschwulstbildung ist weit verbreitet. Bei Blutuntersuchungen mit der kapillar-dynamischen Steigbildmethode oder der Kupferchlorid-Kristallisation nach Pfeiffer fühlt sich der Untersucher fast stets durch Zeichen einer Krebsdisposition beunruhigt. Daher sind in allen Schichten der Bevölkerung allgemeine Maßnahmen dringend erforderlich, die Krebsdispositionen bekämpfen können.

In diesem Sinn ist eine Ernährungsweise zu werten, die gezielt der Entwicklung einer Krebsgeschwulst entgegenwirkt. Eine solche Kostform verdient die Bezeichnung „Krebsvorsorge". Dieses Wort wird heute von den Gesundheitsbehörden fälschlicherweise in Anspruch genommen für eine Methode, die nichts weiter ist als Früherkennung der Geschwulst. Sie hat nichts gemein mit einer Vorsorge als Maßnahme der Verhütung.

Es wird in dieser Schrift darzustellen sein, wie eine krebsverhütende Kost beschaffen sein sollte. Dabei gilt es, von einer gesunden menschengemäßen Vollwertkost auszugehen und nicht schwer erfüllbare Einschränkungen zu verlangen. Im Hinblick auf den Ernst und die Verbreitung der Krebserkrankungen ist jedoch eine gewisse Konsequenz anzustreben in der Auswahl bzw. Ablehnung bestimmter Produkte, in der Beachtung von Qualität und in der Zusammenstellung und Zubereitung der Speisen.

Das Wesen der Krebskrankheit ist so vielschichtig wie das Wesen des Menschen selbst und der Gang seiner Entwicklung. Daher ist es der rein naturwissenschaftlich orientierten Medizin trotz intensiver Bemühungen nicht gelungen, Einblicke in Ursprung und Natur dieser Erkrankung zu gewinnen. Die gebräuchliche Behandlung mit Operation, Bestrahlung und Chemotherapie kann sich demnach nur auf die Geschwulst selbst richten, nicht aber die Gesamterkrankung berücksichtigen, die der Entartung zugrunde liegt.

Mit Hilfe der Anthroposophie Rudolf Steiners gehen wir von einer ganzheitlichen Betrachtungsweise des Menschen aus und gliedern den menschlichen Organismus in physischen Leib, Ätherleib, Astralleib und Ich. An diese Gliederung anknüpfend ist darzustellen, wie jeder Bereich des menschlichen Wesens von der Krebserkrankung betroffen ist, was sich in verschiedener Weise ausprägt.

Wenn wir mit dieser Methode das vielschichtige Wesen des Karzinoms anschauen, kann es uns gelingen, sinngemäße Ernährungsrichtlinien aufzustellen.

Die zahlreichen Hinweise auf Äußerungen Rudolf Steiners sowie Zitate aus seinen Vorträgen und Schriften wurden immer dann notwendig, wenn die Ausführungen auf Ergebnissen gründen, die Rudolf Steiner errang durch Anwendung der von ihm eingeführten Methode geisteswissenschaftlicher Forschung. Mit ihr erweiterten sich die Grenzen der Naturwissenschaft durch exakt erfahrbare Erkenntnisse aus dem Geistbereich. Zu ihrer Erwerbung hat Rudolf Steiner ein System von Übungen entwickelt, das unter dem Buchtitel „Wie erlangt man Erkenntnisse der höheren Welten" allen Interessierten zugänglich ist.

I. VOM WESEN DES MENSCHEN GRUNDLAGEN ZUM VERSTÄNDNIS DES KARZINOMS

Die Wesensglieder

Der physische Leib ist der allein sichtbare Teil des Menschen. Er besteht aus den gleichen Stoffen wie die Außenwelt. Doch ist er in seiner Form und als Funktionszusammenhang mit einer mechanistisch-kausalen Denkweise, die sich an der unbelebten mineralischen Substanz orientiert, nicht zu erklären. Wir können die Phänomene, die uns die Beobachtung des menschlichen Organismus bietet, nur erklären, wenn wir jede Bildung und jeden Vorgang als Ausdruck von Geist und Seele verstehen. Die aufrechte Haltung, das Individuelle von Bewegung und Gang, die Sprache, der Blick und nicht zuletzt das Denken, Fühlen und Wollen sind keinesfalls eine Folge der Leiblichkeit, sondern Ausdruck eines sich ständig im Leibe realisierenden Geistig-Seelischen. In diese Vorgänge sind alle Bereiche des Organismus, auch die feinsten Zellstrukturen und ihre Funktionen einbezogen. Eine hohe Weisheit schuf den physischen Leib, daß er als Instrument für Geist und Seele dienen kann.

Der physische Leib wird von den Kräften des Lebendigen erhalten. Wäre er sich selbst überlassen, müßte er nach den Gesetzen der mineralischen Welt zerfallen, wie es beim Leichnam geschieht. Daß diese Kräfte des Lebens existieren, läßt sich schon durch eine solche verstandesmäßige Schlußfolgerung begreifen. Darüber hinaus ist es möglich, durch besondere Schulung über das Sinnenfällige des physischen Leibes hinaus die Welt des Lebendigen als ein übersinnliches Kraftsystem zu schauen. Was da erscheint, nennen wir, obwohl es physischen Augen unsichtbar ist, den Äther- oder Lebensleib, da er konfiguriert und durchgestaltet ist wie ein Leib.

Den Ätherleib hat der Mensch mit der Pflanze gemeinsam. Er ist der Träger von Wachstum und Fortpflanzung, er impulsiert und lenkt den Stoffwechsel, durch ihn wirkt ein gestaltendes Formprinzip. Die feste Substanz des physischen Leibes wird in ihrer

Schwere überwunden und in eine höhere Ordnung, diejenige der Lebenskräfte eingefügt. Wir nennen den Ätherleib daher auch den „Bildekräfteleib". Während sich im physischen Leib das Mineralische ausdrückt, weben die ätherischen Bildekräfte im Element des Flüssigen. Ohne Wasser kein Leben.

Der Astralleib, das dritte Glied der menschlichen Wesenheit, auch „Empfindungsleib" genannt, ist der Träger von Schmerz und Lust, von Trieben und Emotionen. Der Name wurde wegen seiner Beziehung zu den Sternenwelten gewählt, es ist ein „Sternenleib". Ihn besitzt die Pflanze nicht, sie besteht nur aus physischem Leib und Ätherleib. Den Empfindungsleib hat der Mensch mit der Tierwelt gemeinsam. Wie sich der Ätherleib durch die rhythmisch bewegte Flüssigkeit im Menschen verwirklicht, so verbindet sich der Astralleib mit dem Organismus durch das Element der Luft, dem Atemstrom.

Das Ich, das vierte Glied seiner Wesenheit, teilt der Mensch nicht mit anderen Geschöpfen der Erde. Ein Wesen, das zu sich Ich sagen kann, trägt seine eigene, in seinem Denken erfaßbare Welt in sich. Ein Geistiges beginnt damit in ihm zu sprechen, dem gegenüber das Ich lernen kann, sich verantwortlich und verpflichtet zu fühlen. Die Stimme eines Gewissens regt sich. Das Ich schafft sich aber auch im Leibe eine „Ich-Organisation", mit deren Hilfe es, tief unter die Schwelle des Bewußtseins eintauchend, Funktionsordnungen und Strukturen des Leibes menschengemäß und individuell gestaltet. Kein menschlicher Organismus ist dem

Die 4 Wesensglieder des Menschen

Mensch	Naturreiche	Elemente
Phys. Leib	Mineral	Erde
Ätherleib	Pflanze	Wasser
Astralleib	Tier	Luft
Ich	Mensch	Feuer

anderen gleich. Stirn, Gesicht, Hände, ja die ganze menschliche Gestalt sind Ausdruck der einmaligen, unverwechselbaren Persönlichkeit. Bis in die Stoffeswelt reicht diese individuelle Prägung: Es gibt so viel verschiedene Eiweißbildungen, wie es Menschen auf der Erde gibt. Das Element, das dem Ich den Zugang zur Stoffeswelt eröffnet, ist die Wärme, ihr organischer Träger das Blut. Nicht umsonst verlangt Mephisto von Faust die Unterschrift mit Blut. Es ist Ausdruck der ewigen Entelechie des Menschen.

Der dreigliedrige Mensch

Die anthroposophische Menschenkunde orientiert sich nicht nur an den vier Wesensgliedern: Ich, Astralleib, Ätherleib und physischer Leib, sondern auch an der Dreigliederung des menschlichen Organismus. Sie unterscheidet das im Haupte lokalisierte Nerven-Sinnes-System, das rhythmische System, durch Herz und Lungen im Brustbereich repräsentiert, und als drittes das Stoffwechsel-Gliedmaßen-System.

Von diesen drei Bereichen gehen Tätigkeiten aus, die den gesamten Organismus beleben und erhalten. In ihnen wirken die – unsichtbaren – Wesensglieder des Menschen Ätherleib, Astralleib und Ich. Sie verbinden sich aber in unterschiedlicher Weise mit diesen drei Bereichen des physischen Organismus.

Das Nerven-Sinnes-System. In den Sinnesorganen sind Ich, Astralleib und teilweise auch der Ätherleib nur lose mit dem physischen Leib vereint. Sie haben sich im Laufe der Entwicklung eines Sinnesorgans zum Teil aus der organischen Bildung herausgelöst und dienen fortan der Wahrnehmungstätigkeit, einem lebendigen seelischen Vorgang. Vorbild für diesen Tatbestand ist die Konstitution des Auges. Hier herrscht der physische Leib in einer gewissen Eigenständigkeit vor. Das Auge läßt sich weitgehend nach physischen Gesetzen erklären, es ist, wie Rudolf Steiner es ausgedrückt hat, eine „Naturkamera". Der Ätherleib ist im Auge weitgehend vom physischen Leib frei, er kann sich bei der Wahrnehmungstätigkeit mit den Erscheinungen der Umgebung außerhalb des Leibes verbinden. Ähnliches gilt für das Ohr.

Auch im Gehirn und in den Nerven werden ätherische Bildekräfte frei, die nun den „höheren Wesensgliedern" Astralleib und Ich dienen können zur Ausgestaltung geistig-seelischer Prozesse.

Im rhythmischen System ist der Ätherleib nicht wie in den Sinnen nach außen gerichtet, sondern mit dem physischen Leib verbunden, ihn mit Hilfe des Flüssigkeitsorganismus durchwirkend und belebend. Ich und Astralleib ergreifen hier den physischen Leib rhythmisch. Sie durchdringen ihn mit jedem Atemzug und lösen sich wieder von ihm ab. Auf diesen Funktionsablauf ist der Pulsschlag hingeordnet. Der Astralleib bedient sich für seine Tätigkeit des Elements der Luft.

Der 3-gliedrige menschliche Organismus

1. Nerven-Sinnes-System

Phys. Leib   dominiert
Ätherleib \
Astralleib   nicht fest gebunden
Ich   /   leibfrei

2. Rhythmisches System

Phys. Leib \
Ätherleib   / verbunden
Astralleib \ im Rhythmus
Ich   / verbunden u. gelöst

3. Stoffw.-Gliedm.-System

Phys. Leib \
Ätherleib   im Organischen
Astralleib /   gebunden
Ich   greift freigestaltend
      durch Wärme ein

Das Stoffwechsel-Gliedmaßen-System. Im Stoffwechsel-System ist nicht nur der Ätherleib, sondern auch der Astralleib an den Leib gebunden. In den einzelnen Organen drückt sich die Tätigkeit des Astralleibes in verschiedenen Formen der Verinnerlichung aus.

Im Stoffwechselbereich greift das Ich gestaltend in die leiblichen Prozesse ein, tief unter der Schwelle des Bewußtseins. An die Glieder kommt das Ich durch die Bewegung heran und bestimmt deren Eigenart. So ist die Art und Weise, wie ein Mensch sich bewegt, sehr aufschlußreich für den Charakter seines Ich. Hier ist es das Element der Wärme, das dem Ich den Zugang zur Leiblichkeit eröffnet.

Beim Karzinom sind die Durchwirkungen der Wesensglieder in den verschiedenen Bereichen des Organismus gestört. Das ist in den späteren Kapiteln dieser Schrift dargestellt.[1][2]

Vorausgreifend soll hier ein zusammenfassender Überblick gegeben werden:

Entstehung und Heilung des Karzinoms im Bereich der menschlichen Wesensglieder

Mineral-Leib Physischer Leib	Belastung durch unlebendige Nahrung – Anbauweise – Devitalisierung – Fremdstoffe	Kap. II und III
Flüssigkeits-Organismus Ätherleib	Störungen im Eiweiß-Fett-Stoffwechsel – Verbildete ätherische Wachstumskräfte	Kap. IV
Luft-Organismus Astralleib	Zellatmung – Krankhafte Gärung – Bedeutung der Zufuhr von Atemfermenten und milchsaurer Gärprodukte – Zuckerprobleme	Kap. V
Licht-Organismus Astralleib	Die fehlende Lichtstrahlung der Krebszelle – Lichtqualität der Nahrung	Kap. VI
Wärme-Organismus Ich	Die Krebszelle als Kälteherd – Von der Wärmequalität unserer Nahrung	Kap. VII

II. GIBT ES NAHRUNGSMITTEL, DIE DURCH BELASTUNG DES STOFFWECHSELS DIE GESCHWULSTBILDUNG FÖRDERN?

Die Bedeutung einer lebensfrischen Nahrung

Bei der Geschwulstbildung ist das Kräftespiel zwischen ätherischem und physischem Leib gestört. Rudolf Steiner schildert[3], wie der physische Leib die äußeren Kräfte der Umwelt zu stark in sich aufnimmt und sich dadurch nicht vom Ätherleib ergreifen und mit Hilfe der höheren Wesensglieder in die Ganzheit des Organismus einordnen läßt. Bei der Geschwulstbildung wird „allen möglichen äußeren Einflüssen ein starker Zugang eröffnet"; der physische Leib ordnet sich „dem Äußeren, der dem Menschen feindlichen Natur unter".

Die bezeichneten „äußeren Einflüsse" wirken besonders dann so zerstörend, wenn sie aus dem Naturzusammenhang herausgefallen sind. Die Vermaterialisierung von Wissenschaft und Kultur, das Fortschreiten der technischen Entwicklung schaffen eine Umwelt, die immer stärker in den Menschen als ein ihm fremdes Element eindringt. Hierzu muß man auch die stark denaturierte Nahrung rechnen.

Zunächst entstehen funktionelle Störungen im Stoffwechsel, die schließlich dazu führen, daß sich durch die Fremdwirkung ein Teil der Zellen aus der Gesamtordnung des Leibes herauslöst, sich verselbständigt und als Krebsgeschwulst zu wuchern beginnt. Unter diesem Gesichtspunkt ist die gesamte Zufuhr von Eiweiß, Fetten, Zucker und Mineralien der Nahrung zu sehen, die dann als Fremdes wirken, wenn sie vom Organismus nicht beherrscht werden.

Denn jede Nahrung hat einen Fremdcharakter und trägt immer eine gewisse Schwere in den Organismus hinein. Diese Schwere muß der Ätherleib des Menschen überwinden. Das wird bei der Neigung zur Krebskrankheit oft unzureichend geleistet. Darum ist es sehr wichtig, bei der Nahrungsaufnahme das rechte Maß nicht zu überschreiten. Heutzutage wird meist viel zu viel gegessen, und diese übergroße Menge muß dann vom Organismus bewältigt werden.

Die Gefahr einer Überernährung ist besonders beim *Eiweiß* gegeben. Der Organismus ist dann nicht mehr in der Lage, die Eiweißkörper genügend abzubauen. Sie bleiben Fremdsubstanzen im Organismus und beschweren den physischen Leib. Da sie nicht genügend vom Leben durchdrungen sind, neigen sie zur Fäulnis, besonders im Darm. Auf diese Gefahr weist schon Rudolf Steiner in verschiedenen Vorträgen hin. In neuerer Zeit haben *Wendt* und *Schwarz* diese Erscheinungen beobachtet[4]). Sie beziehen die Vergiftung durch zu viel Eiweißverzehr zwar auf die Entstehung der Arteriosklerose, doch läßt sie sich auch in Verbindung zum Krebs bringen. *Zabel* hat wiederholt den Zusammenhang zwischen Toxikose und Krebs betont[5]).

Welches ist nun die obere Grenze der Eiweißzufuhr, die es zu beachten gilt? Sie liegt sicherlich nicht generell fest und ist individuell zu variieren; denn jeder Mensch hat seinen bestimmten Eiweißbedarf. Rudolf Steiner gab einmal 20 – 30 g an, wir dürfen sicherlich eine obere Grenze ins Auge fassen, die unterhalb der heute allgemein vertretenen von 70 g liegt. Und immer ist die Qualität des Eiweißes entscheidend, sowie der organische Zusammenhang mit den begleitenden Substanzen, zum Beispiel dem Eisen.

Die Tatsache, daß der Krebskranke zu wenig Harnstoff ausscheidet, also Stickstoffabbauprodukte zurückhält, führt Zabel[5]) auf eine ungenügende Bewältigung des tierischen Eiweißes im Stoffwechsel zurück. Harnstoff entsteht durch Abbau von Fleisch.

Die Nachteile eines zu hohen Verzehrs von Eiweiß gelten im gleichen Sinn für das *Fett.*

Das Kräftespiel zwischen dem physischen und dem ätherischen Leib des Menschen wird aber auch durch **raffinierte** und **denaturierte Speisen** gestört. Denn sie sind arm an Kräften des Lebendigen; in ihnen überwiegt die physische Stofflichkeit. Das Lebendige der Nahrung aber ist es gerade, das die ätherischen Kräfte im Organismus zur Tätigkeit anregt. Nur durch ein regsames ätherisches Spiel werden die Substanzen ergriffen und in die Ganzheit integriert, so daß einseitige Belastungen, die zur Geschwulstbildung führen können, gar nicht auftreten.

In diese Richtung deuten die großangelegten Untersuchungen von Burkitt[6]). Er fand, daß bei Eingeborenen in Afrika immer dort, wo sie durch einen „shop" mit der raffinierten Kost der Industrieländer bekannt wurden und ihre natürliche Kost auf Getreidebasis verließen, in vermehrtem Maße an Zivilisationskrankheiten wie Krebs zu leiden begannen.

Die Qualität des Lebendigen wird maßgeblich bestimmt durch die **Anbauweise.** Mit großen Gaben von mineralischem Dünger gelingt es zwar, in kurzer Zeit voluminöse Produkte zu erzeugen, die mit zusätzlicher Hilfe von chemischen „Pflegemitteln" äußerlich verlockend aussehen, deren derbe stoffliche Struktur aber nur schwach von den kosmischen Kräften des Lebendigen durchdrungen ist. Das Gleichgewicht zwischen Ätherischem und Physischem ist verschoben, die Schwere überwiegt – eine Belastung, die im menschlichen Organismus die Neigung zur Krebsbildung fördert.

So sollten auch alle Verfahren der Weiterverarbeitung und Konservierung unter dem Gesichtspunkt erfolgen, die Bildekräfte des Lebendigen zu schonen.

Wie wirkt das Verfahren der **Tiefkühlung** auf das Produkt? Werden die Strukturen des Lebendigen durch das Einfrieren verändert? Die Kältekonservierung gründet sich darauf, daß bei niedrigen Temperaturen alles Leben ruht und dadurch bestimmte Kleinlebewesen und Enzyme, die zum Verderb führen, ausgeschaltet werden. Aber die schockartig eingeleiteten extremen Kältegrade prägen sich auch in die Bildekräfte des Lebendigen ein und verwandeln diese in einer bestimmten Richtung. Es konnte mittels der Methode der „Empfindlichen Kristallisation" nach Ehrenfried Pfeiffer nachgewiesen werden, daß sich die Formen vergröberten und verdichteten[7]). Bei vergleichenden Untersuchungen zeigte sich ferner, daß Gebäcke, die nach dem Tiefkühlverfahren gelagert waren, sich in ihrer Bildekräftestruktur bei der Mundverdauung viel rascher auflösten, als die bei normaler Temperatur aufbewahrten Produkte. Darin tritt der Verlust an Nährwert zutage. So offenbarte sich die Eigenschaft der Kälte, die Substanzen in die Verdichtung, Erstarrung und Schwere zu führen und sie dabei aus dem Zusammenhang des Lebendigen herauszulösen.

Aus diesem Grunde ist das Einfrieren im Hinblick auf die Krebsvorsorge abzulehnen.

Auch durch **Bestrahlung** werden die Lebensmittel dem Organismus immer mehr entfremdet. Zwar sind radioaktiv bestrahlte Nahrungsmittel in der Bundesrepublik verboten, aber das kann sich bald ändern; denn dieses neue Konservierungsverfahren ist im Ausland längst gebräuchlich. Die Holländer zum Beispiel machen Pilze, Kartoffeln, Geflügel, Zwiebeln und Gewürze durch Strahlen haltbar. Inzwischen wurden von der Internationalen Atomenergieagentur (IAETA) und der Weltgesundheitsorganisation Richtlinien zur Strahlenbehandlung von Nahrungsmitteln erarbeitet. Jetzt fordern diese UN-Fachgremien von den einzelnen Ländern, ihre nationalen Lebensmittelgesetze entsprechend zu ändern. In folgenden Ländern dürfen Lebensmittel heute schon bestrahlt werden[8]):

Amerika	– Weizen
Dänemark	– Kartoffeln
Holland	– Pilze, Kartoffeln, Geflügel, Zwiebeln, Gewürze
Israel	– Kartoffeln, Zwiebeln
Italien	– Kartoffeln, Zwiebeln, Knoblauch
Japan	– Kartoffeln
Kanada	– Kartoffeln, Zwiebeln, Weizen, Mehl.

Eine Zwangslage ist in der Bundesrepublik für exotische Gewürze entstanden. Bisher werden sie mit Aethylenoxyd, einem Chemiegas, entkeimt; denn zum Beispiel Pfeffer oder Zimt können riesige Mengen von Lebensmitteln vergiften, wenn sie aus ihrem exotischen Ursprungsland Krankheitserreger einschleppen. Aethylenoxyd steht jedoch seit einiger Zeit unter dem dringenden Verdacht, Krebs zu erzeugen. Schon haben die Skandinavier dieses Mittel verboten.

Was aber geschieht mit den Lebensmitteln bei der Bestrahlung? Die Wissenschaftler geben zu: Im lebendigen Gewebe wirken die Konservierungsstrahlen wie eine Geschoßgarbe. Die Erbmasse im Zellkern wird zerstört, Bakterien, Pilze und Insekten sterben ab, Aromastoffe und Vitamine zersetzen sich zum Teil, andere chemischen Verbindungen entstehen neu. Einige von ihnen sind giftig; ihre Menge im bestrahlten Lebensmittel ist indessen so klein, daß viele Forscher sie für ungefährlich halten. Jedenfalls fraßen Generationen von Versuchstieren strahlensterilisiertes Futter, ohne daß sich bisher schädliche Wirkungen zeigten. Man fragt sich nur: Warum entsteht bei dem bisher erlaubten Aethylenoxyd jetzt plötzlich der Verdacht, daß durch dieses Mittel Krebs erzeugt wird? Kann nicht eines Tages dasselbe auftreten bei den bestrahlten Lebensmitteln? In jedem Fall ist die Denaturierung und die Austreibung des Lebendigen aus dem Nahrungsmittel erheblich, und schon dadurch eine Belastung des Organismus im Hinblick auf die Krebsdisposition gegeben. Und bedenken wir: Als Strahlenquelle für die Lebensmittel können abgebrannte Brennstäbe aus Kernreaktoren dienen!

Aus all diesen Tatsachen geht deutlich hervor, daß Lebensmitteln, die von gesunden Böden stammen und schonend weiterverarbeitet werden, eine hohe Bedeutung in der Krebsvorsorge zukommt. In ihnen wirken die Bildekräfte des Lebendigen so stark, daß sie den menschlichen Organismus anregen, die Schwere der zugeführten physischen Substanzen zu überwinden.

Für diese Aufgabe sind Getreide (s. Kap. XI.) mit Gewürzkräutern wie den Doldenblütlern besonders geeignet. Alle weiteren diätetischen Möglichkeiten sind in Kapitel XII näher ausgeführt. Hier sei nur noch auf einen wesentlichen Faktor hingewiesen, der meist zu wenig beachtet wird: Der Abbau der Nahrung im Verdauungstrakt wird ganz wesentlich erleichtert durch die Mundverdauung. Daher gilt es, die Speisen gründlich zu kauen, richtig einzuspeicheln und bewußt zu schmecken. Darin liegt ein wesentlicher Faktor der Krebsvorsorge.

III. KREBSERZEUGENDE FREMDSTOFFE IN DER UMGEBUNG UND IN DER NAHRUNG

Ein weiterer Faktor der Krebsentstehung wird heute zunehmend beachtet: wucherndes Zellwachstum als Reaktion auf äußere Reize. Es ist weithin bekannt, daß sich eine Krebsgeschwulst bilden kann als Antwort auf ständige äußere mechanische oder chemische Einwirkungen. Ein Beispiel: Das Bronchial- und Lungenkarzinom entsteht vorwiegend durch den ständigen Reiz von Teerderivaten, die der Raucher mit dem Qualm inhaliert. Doch braucht es nicht immer eine chemische Einwirkung zu sein; in seltenen Fällen genügt sogar langfristiger mechanischer Druck oder Reibung durch einen Gegenstand wie eine Pfeife am Mundwinkel.

Man hat aber in letzter Zeit auch in Nahrungsmitteln eine große Anzahl von Stoffen gefunden, die zur Krebsentstehung beitragen. Man nennt sie Karzinogene. Über ihren Wirkungsmechanismus ist noch wenig bekannt. Gesicherte experimentelle Ergebnisse liegen nur von Tierversuchen vor. Auch ist zu bedenken, daß oftmals erst die Summe verschiedener Reizwirkungen das Tumorgeschehen auslöst und mehrere karzinogene Stoffe zusammen wirksam werden.

Wie kommt es zur Krebsbildung als Reaktion auf äußere Reize? Können wir durch Anthroposophie eine Erklärung finden für die Rätselfrage, warum sie das Wachstum eines Tumors auszulösen vermögen?

Es handelt sich bei dem Reizgeschehen zunächst um einen Wahrnehmungsvorgang, der in die Sinnessphäre des Organismus gehört. Die Einwirkung von außen wird wahrgenommen, wenn auch oft tief unter der Schwelle des Bewußtseins und nicht immer mit einem der bekannten Sinnesorgane. Und doch ist es eine Sinneswahrnehmung, die sich innerhalb der Organwelt vollzieht. Was geschieht beim Sinnesvorgang? Was ist das Typische für ein Sinnesorgan?

Wie bereits dargestellt wurde, herrscht in einem Sinnesorgan der physische Leib vor, die anderen Wesensglieder sind hier nur lose mit dem Organischen verbunden.

Denken wir an das Auge. In ihm öffnet sich für die Seele ein Tor in die Welt. Aber es müssen Vorrichtungen getroffen sein, daß die Seele ein klares Bild von der Umwelt gewinnen kann: Das Auge darf nicht von den Lebenskräften durchpulst oder gar durchblutet sein. Es kommt vielmehr dem nahe, was wir als einen physikalischen Apparat kennen. Nur so kann sich die Welt in ihm spiegeln und sich klar abbilden. Erst im Hintergrund des Auges, in der sog. Netzhaut finden wir Blutgewebe sowie auch Nervengewebe, das die Sinneseindrücke sammelt. In Wechselwirkung mit dem Gehirn ersteht das Geschaute und wird der Seele als inneres Bild einverleibt. Als Erinnerung kann es wieder vorgestellt werden. Die Verbindung zwischen Nerv und Blut ergibt die Grundlage für die unmittelbare Reaktion auf eine Wahrnehmung; sie ist willensartiger Natur und verläuft unter der Schwelle des Bewußtseins. Ein anderes ist dann die bewußte Verarbeitung der Eindrücke, die zu den würdigsten Aufgaben des Menschen gehört. Bedenken wir: Je mehr wir wahrnehmen, desto mehr haben wir innerlich zu verarbeiten.

Nun ist der heutige Mensch, besonders in den Städten, einer Unzahl von Wahrnehmungen ausgeliefert, die er im einzelnen gar nicht registrieren, geschweige denn verarbeiten kann: die Fülle der Reklame, der Lichter, der Menschenmassen, der Straßenlärm, das Stimmengewirr, die Massenmedien, die undurchschaubare Skala der Gerüche und schließlich auch die Geschmackseindrücke der Speisen. Man beklagt mit Recht die Reizüberflutung. Und die Folgen? Die Seele kann sich nicht mehr frei am Tor der Sinne bewegen, sie kann nicht mehr frei atmen, die Reize pressen sich mit ihrem Fremdcharakter in sie ein. Das bleibt natürlich nicht ohne Folgen: Die Seele fühlt sich bedrängt, sie wird zu stark an das materielle Sein gebunden, wenn sie den äußeren Wahrnehmungen nicht ein starkes geistverbundenes Gedankenleben entgegenstellt.

Der Willensbereich reagiert zunächst mit Unruhe, aggressiver Haltung, Nervosität, Schlaflosigkeit; er wuchert gleichsam als Antwort auf den ständigen Reiz von außen. Dann aber ereignet sich meist die andere Reaktion: Geist und Seele ziehen sich zurück. Dadurch überwiegen die physischen Kräfte – die Krebsdisposition entsteht.

Bei der Nahrungsaufnahme gilt vornehmlich die Sinneswahrnehmung des Schmeckens. Wir schmecken aber nicht nur mit der Zunge und dem Gaumen: Der ganze Verdauungsprozeß basiert auf einem unbewußten Schmecken. So tasten die Darmzotten den Speisebrei ab; ja auch die Schleimhäute und Darmdrüsen, insbesondere Leber und Pankreas schmecken die Speisen. Und ihre Reaktion mit der Absonderung von Sekreten hängt von dem Ergebnis dieses Vorganges ab. Wir spüren das und sagen: die Nahrung ist mir mehr oder weniger gut bekommen. Herrscht noch ein gesunder Nahrungsinstinkt vor, geht das meist parallel damit, wie weit die Speisen „gemundet" haben.

Es ist also auch hier wieder das rechte Verhältnis von Reiz und Reaktion zu beachten. Mit der Nahrung wird Materie hereingenommen, die der Organismus schmeckend wahrnimmt und mit der er sich auseinandersetzen muß. Er ist auf eine Nahrung eingestellt, die unter naturgemäßen Bedingungen gewachsen und gereift ist. Aber oft wird ihm Ungewöhnliches zugemutet an denaturierten Nahrungsmitteln, vor allem aber an Fremdstoffen. Diese sind, wie wir bereits darstellten, vielfach krebserzeugend.

Wie können wir demnach die Entstehung des Karzinoms in diesem Zusammenhang begreifen? Ein Ausspruch Rudolf Steiners kann hier wegleitend sein. Er bezeichnet die Krebsgeschwulst als ein Sinnesorgan an falscher Stelle. Das heißt: Was in der Sinnessphäre berechtigt ist, nämlich das Vorherrschen der physischen Stofflichkeit – das Auge nannte Rudolf Steiner ja eine Naturkamera – schafft im Stoffwechselbereich, wo der Ätherleib und die höheren Wesensglieder die organisch-physische Struktur innig durchwirken sollen, den Boden für die Entstehung des Karzinoms. (s. S. 7).

Diese fehlgeleitete Bildung eines Sinnesorgans wird dadurch provoziert, daß durch die Überflutung mit Fremdreizen Ich und Astralleib in ihrer Wahrnehmungsfähigkeit irritiert werden. Sie ziehen sich schließlich – wie gesagt – zusammen mit den erlahmenden ätherischen Bildekräften zurück. Die Körperzellen entarten, indem sie nun aus dem Bauplan der übersinnlichen Wesensglieder herausfallen.

Es liegt eine Fülle von experimentellen Ergebnissen in Tierversuchen vor, bei denen durch Einwirkung bestimmter Substanzen mit der Nahrung bösartige Geschwulstbildungen entstanden sind. Oft gelang es erst, den Tumor durch die Summierung mehrerer karzinogener Stoffe zu erzeugen. Es sollen einige Beispiele aufgeführt werden, wobei chemische Fachausdrücke nicht ganz zu umgehen sind. Da ist zunächst der sog. Gießkannenschimmel mit seinem Gehalt an Aflatoxinen. Erdnüsse werden leicht von ihm befallen. Die hochgiftigen Wirkstoffe gehen in die Früchte und daraus hergestellte Produkte über. Mit diesen gefütterte Tiere erkrankten an schweren Leberentartungen, Schweine bekamen Leberkrebs. Epidemologische Untersuchungen am Menschen sprechen dafür, daß auch er gegen Aflatoxine empfindlich ist.

Auch Nitrosamine zählen zu den kanzerogenen Substanzen. Sie entstehen, wenn Nitrit auf sekundäre Amine einwirkt. Infolge der Verwendung von Nitrat als Düngemittel sind solche Substanzen in der Natur verbreitet und können sogar im Trinkwasser vorkommen. Im norwegischen Fischmehl, dem Nitrit zur Konservierung zugesetzt war, fand man reichlich Nitrosamin. Nitrosamine entstehen auch beim Aufwärmen von nitrathaltigem, d. h. mit Stickstoff-Dünger gezogenem Spinat. Beim Räuchern können sich gleichfalls kanzerogene aromatische Kohlenwasserstoffe bilden, Benzpyrene, die z. B. in Hammelfleisch und Fisch nachgewiesen wurden. Mit dem Rauch können auch bei Rostbratwürsten kanzerogene Stoffe in das Nahrungsmittel gelangen. Bei über Kieferzapfen gebratenen Würstchen war die Menge erheblich. Allerdings wird keines dieser Lebensmittel als alleinige Krebsursache wirken, jedoch ergeben sich in der Gesamtheit für den heutigen Normalverbraucher nicht unerhebliche Mengen an karzinogenen Stoffen.

Das Urteil darüber, welcher aus der Unzahl von Fremdstoffen, die den Nahrungsmitteln beigegeben werden, Krebs erzeugt und welcher nicht, ist höchst unsicher. Nicht nur deshalb, weil für die Beurteilung fast ausschließlich die Ergebnisse von Tierversuchen herangezogen werden, die nur bedingt für den Menschen gelten, es summieren sich zudem bei der heutigen „Gesamttoxikologischen Situation" viele Einzelstoffe und gehen oft miteinander neue Verbindungen ein. Diese sind dann vielleicht giftiger als das geprüfte Ausgangsprodukt.

Daher ist es am besten, alle Fremdstoffe zu vermeiden, die zur Schönung, Konservierung, Schimmelverhütung etc. weit verbreitet sind. Hierher gehören auch die sogenannten „naturidentischen Stoffe". Das sind synthetisch hergestellte Substanzen mit der gleichen chemischen Strukturformel wie das Naturprodukt. So läßt sich zum Beispiel das Karotin in der Retorte gewinnen. Die chemische Formel ist dann die gleiche wie beim Karotin der Möhre. Also wird es als „naturidentisch" erklärt und darf bedenkenlos ohne besondere Kennzeichnung allen möglichen Produkten wie Yoghurt, Backwaren, Cremefüllungen etc. zugesetzt werden. Der Verbraucher muß sich darum heutzutage gut informieren.

IV. STÖRUNGEN IM FLÜSSIGKEITSORGANISMUS – ZELLWUCHERUNG DURCH VERBILDETE ÄTHERISCHE WACHSTUMSKRÄFTE

Die Problematik von Tomate, Kartoffel, Fleisch

Bestimmte Zellverbände können nicht nur dadurch dem Organismus entfremdet werden, daß sie in den Bereich der Schwere physischer Kräfte gelangen und nach Maßgabe außermenschlicher Impulse wuchern, sondern jede Zelle hat aus sich heraus stets die Neigung zu eigener Entfaltung und muß immer wieder durch die übergeordneten Bildekräfte in die Ganzheit eingeliedert werden. Bei der Krebsdisposition drohen die Zellen dieser Herrschaft zu entgleiten und ein verbildetes Sondersein zu führen.

Die ätherischen Bildekräfte greifen durch den Flüssigkeitsorganismus ein. Aus ihm entstehen alle physischen Strukturen, wie die Zellen des Stütz- und Bindegewebes und der Organe. So bilden der physisch feste und der flüssige, dem Ätherischen dienende Teil des Organismus eine Einheit.

Wir hatten in den ersten Kapiteln die Schwere des physischen Leibes, der sich Außenweltseinflüssen öffnet, als Ursache der Krebsgeschwulst erkannt und wollen uns nun dem Flüssigkeitsorganismus mit den durch ihn wirkenden Bildekräften zuwenden. Später wird uns dann der Luft-, Licht- und Wärmeorganismus als Ausdruck von Ich und Astralleib beschäftigen. Aus all diesen Bereichen können im Hinblick auf die Krebsgeschwulst entscheidende krankmachende oder heilende Impulse ausgehen.

Der Flüssigkeitsorganismus ist in ständiger pulsierender Bewegung. Nicht nur im Herzkreislaufsystem, in allen Geweben, zum Beispiel in Muskulatur und Gehirn, bewegt sich das Wasser in rhythmischem Strom. Da herrscht niemals Ruhe und Stagnation. Selbst das Wasser, das in den Zellen gebunden ist, lebt in ständigem Austausch mit der Umgebung. Gerhard Schmidt[9] zitiert einen Vertreter der modernen Wissenschaft, der von einer „geradezu unglaublichen Intensität" des Austausches spricht: „In jeder Sekunde durchdringen in der einen oder anderen Richtung Milliarden von Wassermolekülen und gelösten Substanzen die Wände der Kapillaren sowie der Membrane, die jede unserer Zellen umgeben".

Durch diesen Austausch bleibt die Konzentration der Mineralien in der Gewebsflüssigkeit immer konstant. Zum Beispiel ist der Kaliumgehalt mit 200 mg in einem Liter Körperflüssigkeit festgelegt. Schon geringste Schwankungen können zu lebensbedrohlichen Zuständen wie Herzversagen führen. Da der Kaliumgehalt unserer Kost stark schwankt, ist ein überaus sensibles Wechselspiel vonnöten.

Das gilt auch für andere Elemente wie Natrium, Kalzium, Magnesium, Eisen, Schwefel und Phosphor. Auch sie lösen und wandeln sich im rhythmisch bewegten Wasser als dem Medium, in dem sie ihre Aufgaben im Organismus erfüllen können.

In einem konstanten Verhältnis sind Kalium und Natrium aufeinander abgestimmt. Es ist für die Gesundheit des Menschen von größter Bedeutung, daß das Verhältnis von Kalium und Natrium nicht gestört ist. Das sollte auch bei der Nahrungswahl bedacht werden: Eine bestimmte Menge Kalium in der Kost verlangt stets das entsprechende Quantum Kochsalz und umgekehrt. Bei der heute üblichen „bürgerlichen Kost" ist der Gehalt keineswegs ausgewogen. Meist wird zuviel Kochsalz verbraucht: statt 5–7,5 g meist 10–15 g am Tag. Der Salzkonsum wird vor allem durch Konserven und vorgefertigte Produkte wie Räucherwaren und Würste gesteigert. Zum anderen sind beim unsachgemäßen Kochen mit Wegschütten des Kochwassers bei der Zubereitung von Gemüse und Obst Verluste an Kalium zu beklagen. Dadurch fällt der hohe Kochsalzkonsum noch mehr ins Gewicht.

Bei der Krebserkrankung ist die Funktion der Zellen vielseitig gestört. Daher ist der Mineralhaushalt und auch die Dynamik des Flüssigkeitsstroms, der ja dem Substanzaustausch dient, für den Verlauf der Krankheit mit entscheidend. Insbesondere ist die Zellatmung, auf die in einem der nächsten Kapitel näher eingegangen werden soll, abhängig von den an das wäßrige Element gebundenen Katalysatoren und Atemfermenten wie Eisen und Magnesium.

Um den Flüssigkeitsorganismus in Regsamkeit zu bringen und den Stoffaustausch zwischen Blut, Gewebsflüssigkeit und Organzellen anzuregen, sind Getreideabkochungen, Gemüsebrühe oder Fruchtsäfte wegen ihres Mineralgehaltes zu empfehlen. Von den Getreiden hat der Reis die günstigste Wirkung auf den Flüssigkeitshaushalt. Zur Ausschwemmung gestauter Flüssigkeit haben sich Reistage bewährt.

Wenden wir uns nun nach dieser Betrachtung des Flüssigkeitsorganismus wieder den ätherischen Bildkräften im Menschen zu, die ja, wie gesagt, eng mit dem Wasserstrom verbunden sind. Sie impulsieren den Zellstoffwechsel, aber auch das Wachstum der Zellen. Dieses Wachsen muß in das Wesen der Ganzheit eingefügt sein. Beim Karzinom wuchern bestimmte Zellgruppen ohne Rücksicht auf das Wohl des Ganzen, und breiten ihre Macht gewalttätig aus.

Nun können Nahrungsmittel solche krankhaften Neigungen im menschlichen Organismus unterstützen, und wir müssen uns fragen: Gibt es in der Pflanzenwelt einseitige Veranlagungen von Wachstumstendenzen, die im Menschen bei wiederholter Zufuhr Zellgruppen zum Wuchern anregen können?

Die Tomate

Da ist zunächst die Tomate zu nennen, die Rudolf Steiner aus der Diät für den Krebskranken, und damit auch von der Kost im Sinne einer Krebsvorsorge ausschließt. Um das verstehen zu können, ein Blick auf das Wesen dieser Frucht.

Die Tomate gehört wie die Kartoffel zu den Nachtschattengewächsen, jener Familie, der ein zweifelhafter Ruf vorausgeht; enthalten doch fast alle Pflanzen dieser Gattung zum Teil recht schwere Gifte. Die meisten Arten sind amerikanischen Ursprungs wie der sehr giftige Stechapfel sowie Tabak, Paprika, Tomate und die Kartoffel. Bei uns sind seit altersher im Volke zwei Giftpflanzen gefürchtet: die Tollkirsche, Belladonna, auch Teufelsbeere genannt, und das Bilsenkraut. Doch in der Hand des Arztes kann das Gift zum Heilmittel werden: die beiden Kräuter gelten als bedeutende Heilpflanzen.

Der Name Nachtschatten, lateinisch Solanaceae (Sol = Sonne) deutet auf die Gegensätzlichkeit von Licht und Finsternis hin und läßt eine Abnormität im Wechselspiel dieser Kräfte ahnen.

Die Tomate trug früher den lateinischen Namen Solanum lycopersicum. Sie kam aus den warmen Gebieten von Peru und Mexiko schon im 16. Jahrhundert nach Europa, wurde aber als Giftpflanze verdächtigt und als Nahrungsmittel verschmäht. Man nannte sie damals Peru- oder Liebesapfel. Erst im 20. Jahrhundert erfolgte sprunghaft die Anerkennung als Lebensmittel. Nun wurde auch der lateinische Name geändert in Lycopersicum esculentum. Esculentum heißt zu deutsch eßbar. Diese Eigenschaft mußte wohl besonders betont werden.

Am auffälligsten ist, daß die Tomaten – als typische Nachtschattengewächse – am Licht und in der Wärme ein üppig wucherndes Wachstum entfalten, das nicht aufhört, wenn die Blütenbildung einsetzt. Auch die Fruchtstände können sogar nachträglich nochmals austreiben. Besondere Maßnahmen sind nötig, um dem maßlosen Triebwachstum Einhalt zu gebieten. Die leuchtend roten Früchte runden sich in vielfältigen Formen. Es gibt apfel-, birnen-, eierförmige oder kleine, kirschgroße Cherry-Tomaten. Die üppige Fruchtbildung drängt in Fülle zur Entfaltung. Die Aufrichtekraft fehlt der Pflanze; man läßt sie entweder am Boden wuchern oder stützt sie durch Pfähle. Die Blätter sind unpaarig gefiedert und strömen einen dumpfen modrigen Geruch aus.

Nun würde die Eigenschaft des maßlos Wuchernden noch nicht ausreichen, zu vermuten, daß sie das Wachstum einer Krebsgeschwulst fördert. Rudolf Steiner weist in seinem „Landwirtschaftlichen Kurs"[10]) auf ein anderes Merkmal hin: die Neigung der Pflanze, sich aus dem lebendigen Zusammenhang der Umwelt auszusondern, sich selbständig zu machen und nicht aus dem eigenen Lebendigen herauszugehen. Das drückt sich darin aus, daß sie am besten auf einem Kompost wächst, der aus dem Tomatenkraut selber entstanden ist. Einen gut präparierten und ausgereiften Kompost mag sie nicht, weil von dort ein umfassendes aus den physischen Zusammenhängen gehobenes Leben auf sie eindringt, das nicht von ihr selbst stammt. Dagegen wächst sie gut auf irgendwelchen Abfällen, auch Tiermist wie Guano, die gar nicht weiter verarbeitet, also noch vom rein Substantiellen bestimmt sind.

Dieses Wesensbild der Tomate überträgt Rudolf Steiner auf den Menschen und sagt: „Der Tomatengenuß hat eine große Bedeutung für alles dasjenige im Organismus, was am meisten aus dem Organismus herausfällt und eine eigene Organisation annimmt. Man sollte daher – das will ich in Parenthese sagen – demjenigen, der an einem Karzinom leidet, sofort den Tomatengenuß verbieten. Denn die Tomate wirkt ihrem Wesen gemäß ganz besonders auf dasjenige, was selbständig ist im Organismus, was sich so herausspezialisiert im Organismus."

In neueren Untersuchungen wird darauf hingewiesen, daß in nicht ausgereiften Tomaten der Alkaloidgehalt (Tomatin und Solanin) verhältnismäßig hoch ist, und die stete Zufuhr dieser Mengen zu Arthritis, Rheuma und Krebs führen könne. Hier wird, wenn auch auf andere Weise, die Aussage Rudolf Steiners bestätigt. Und bedenken wir: In welch hohem Maße werden heutzutage das ganze Jahr über nicht ganz ausgereifte Tomaten verzehrt!

Die Kartoffel

Im Anschluß an die Schilderung dieser Eigenschaft der Tomate erwähnt Rudolf Steiner die Kartoffel: „Verwandt mit der Tomate ist in gewisser Beziehung in der angedeuteten Richtung die Kartoffel. Diese wirkt auch stark selbständig."

Nun wird das selbständige Sich-Heraussondern aus der Ordnung des Ganzen bei der Kartoffel allerdings nicht wie bei der Tomate auf den organischen Prozeß des Karzinoms bezogen, sondern in diesen Zusammenhängen davon gesprochen, daß durch den Kartoffelgenuß die Funktion bestimmter Gehirnteile aus der Ganzheit des Organismus herausgelöst und verselbständigt wird. Die Folge sei das materialistische Denken, das mit dem übertriebenen Kartoffelgenuß im 19. Jahrhundert verstärkt eingesetzt habe. Darauf kann im Zusammenhang dieser Schrift nicht näher eingegangen werden; doch ist auf eine ähnliche Wirkung der Kartoffel hinzuweisen, die ebenfalls eine Beziehung zu dem Anliegen dieser Schrift hat. Sie gehört in das Gebiet der Embryologie.

Rudolf Steiner beschreibt nämlich, daß durch die Kartoffelnahrung der physische menschliche Keim im Mutterleib so verdichtet wird, daß es die geistig-seelische Individualität des Kindes, die stufenweise zur Inkarnation schreitet, schwer hat, sich in ihn einzuarbeiten. Also auch hier wieder das Phänomen: Ein physischer Organbereich verselbständigt sich, schließt sich von einer übergeordneten Geistigkeit ab und unterliegt den irdischen Kräften der Verfestigung und der Schwere.

In diesem Zusammenhang stellt Rudolf Steiner der Kartoffel das Getreide gegenüber. Er weist darauf hin, daß die Getreideähren die Kräfte des Sonnenlichtes und der Sonnenwärme beim Reifen aufnehmen. „...da geht das Geistige schon bei der Pflanze heran. Da ist das Geistige verwandt. Wenn daher das Geistig-Seelische (des Kindes) im Mutterleibe auf dasjenige auftrifft, was durch Ernährung mit Körnerfrüchten entstanden ist, so kann es leicht arbeiten. Trifft aber das Geistige im Mutterleib auf einen Kindeskopf, der vorzugsweise durch die Kartoffelnahrung gebildet wird, da kann der Geist nicht heilen."

Die embryonale Fehlbildung durch die Ernährung mit Kartoffeln erinnert an das Erscheinungsbild des Karzinoms.

Freilich werden wir nicht so weit gehen und die Kartoffel zu den krebserzeugenden Nahrungsmitteln zählen, aber wir werden sie doch von der Krebsdiät ausschließen und im Sinne einer Krebsvorsorge empfehlen, zurückhaltend mit dem Verzehr von Kartoffeln zu sein. Rudolf Steiner warnt im gleichen Sinne: „Aber man darf gerade den Kartoffelgenuß nicht übertreiben". Die Abart der Bildeprozesse dokumentiert die Kartoffel auch dadurch, daß sie das typische Gift (Solanin) dann bildet, wenn sie den Lichtkräften ausgesetzt ist[11]).

In den Kreis der Nahrungspflanzen, die wir bei der Krebskrankheit nicht empfehlen, gehören neben der Kartoffel und der Tomate, Pilze und Algen. Diese wachsen überstürzt, ohne Beziehung zum Licht heran, und neigen zu giftigem Zerfall.[12]) Darin sind sie dem bösartigen Tumorwachstum ähnlich. Hinzu kommt, daß Pilze und Algen in eine weit zurückliegende Stufe der Erdentwicklung gehören, und somit dem Nahrungsbedürfnis des Menschen nicht entsprechen, sie sind nicht „evolutionsgerecht". Zu den Algen gehört das Bindemittel Agar-Agar.

Das Fleisch

Eine große Problematik ist mit dem Fleisch verbunden. Da ist zunächst die höchst fragwürdige Qualität der Marktware zu beklagen. Die Tiere werden in den Massentierhaltungen wenig artgemäß herangezogen. Die Orientierung auf den finanziellen Wettbewerb beeinflußt alle Maßnahmen. Darum werden neben dem Kraftfutter Zusatzstoffe wie Medikamente und Hormone gegeben, die zu vermehrtem Fleischansatz führen. Ein drastisches Beispiel, das in letzter Zeit die Öffentlichkeit beunruhigt hat, ist der Gehalt vom Kalbfleisch an Östrogenen, das sind weibliche Geschlechtshormone, die den Tieren verabfolgt werden. Ein Fleisch, das diese Wuchsstoffe enthält, wirkt auf den Menschen und kann gerade das unkontrollierte Wachstum von Zellen im menschlichen Organismus provozieren (s. Kap. XII).

Es können die ätherischen Bildkräfte aber noch auf eine andere Art aus ihrer Ordnung herausgerissen werden. Rudolf Steiner beschreibt[14], wie die Wachstums- und Gestaltungskräfte vorzugsweise in der frühen Kindheit organbildend tätig sind und wie sie dann durch sinnvolle pädagogische Maßnahmen in Gedanken- und Erinnerungskräfte umgewandelt werden. Wird diese Umwandlung normal vollzogen, kann sich eine gesunde Gestalt und Struktur der Organe entwickeln. Gelingt jedoch die Umwandlung nicht vollkommen, so werden organbildende Kräfte zurückgehalten; es bleiben Inseln gestauter Wachstumskraft, die sich nicht in die Gesamtordnung des Organismus einfügen und zu Neubildungen entarten können. „Wenn das Normalmaß der Organisationskräfte sich wandelt mit dem Zahnwechsel, dann haben wir ein solches Maß von Kräften im Organismus im späteren Lebensalter, das diesen Organismus nach seiner Normalgestalt und Normalstruktur durchorganisieren kann. Wenn wir aber das nicht haben, wenn wir zu wenig umwandeln, dann bleiben organisierende Kräfte da unten, treten irgendwo auf und wir erhalten dann die karzinomatösen Neubildungen".

Die gestauten Wachstumsimpulse, die in der Kindheit nicht in Gedächtniskräfte umgewandelt worden sind, und die unter bestimmten Bedingungen zu bösartigen Neubildungen führen können, verlangen eine Kostform, die nicht treibend wirkt. Auch von diesem Gesichtspunkt aus gesehen ist die Eiweißzufuhr einzuschränken. Man wird auch gegenüber der süßen Milch Sauermilchprodukte bevorzugen; denn die süße Milch ist mit einem Hormon zu vergleichen, die saure dagegen mit einem Vitamin.

V. DIE KREBSZELLE ATMET NICHT

Atemfunktion und Ernährung

Jede normale Zelle atmet, von Luft durchströmt. Sie nimmt den Sauerstoff auf, um mit seiner Hilfe ihren Stoffwechsel leisten zu können. In der Physiologie wird dabei gerne der Vergleich mit einem Verbrennungsvorgang gewählt.

Wie der Flüssigkeitsstrom durch ein übergeordnetes Kraftsystem, den Ätherleib geprägt ist – wir sprachen von einem Flüssigkeitsorganismus –, so wird auch die Luftzufuhr von den Lungen bis in die Zellgewerbe hinein durch ein ganzheitliches Kräftewirken bestimmt. Wir können in diesem Sinn von einem durchgestalteten, bewegten und in sich gegliederten Luftorganismus sprechen. Während sich durch das Wasser das lebensgestaltende Prinzip verkörpert, zieht mit der Luft ein seelisches Element in die organische Welt ein. Lebewesen, die den Sauerstoff einatmen, sind beseelte Wesen. Schon die Griechen hatten die Vorstellung, daß der Mensch mit der Atemluft eine Seelenqualität in sich aufnimmt, die sie „Pneuma" nannten.

Dieses Seelenhafte – Rudolf Steiner bezeichnete es auch als Astralleib (s. S. 8) – durchatmet alle Teile des Organismus. Dadurch wird jede einzelne Zelle in die Ganzheit des Organismus integriert. Und die Seele des Menschen kann sich in jeder organischen Bildung und Funktion äußern, sich auf sie im Irdischen gründen. Aus diesem Geschehen sondert sich die Krebszelle aus: Sie atmet nicht, sie nimmt keinen Sauerstoff auf, sie erstickt gleichsam.

Der bedrohliche Mangel kann sich auf zwei Wegen eingespielt haben: Entweder wurde den Zellen zu wenig Luft zugeführt, oder sie waren nicht in der Lage, den Sauerstoff aufzunehmen, etwa weil Atemfermente fehlten. Oftmals lassen sich beide Faktoren nicht deutlich voneinander trennen.

Wenden wir uns zunächst der ersten Ursache zu: der unzureichenden Atmung. Dabei ist der Vorgang, den wir in den Lungen beobachten können, wirksam bis in jede Zelle hinein. Und stets ist im Luftorganismus der Astralleib regsam.

Die Bedeutung einer vertieften Atmung für die Krebsvorsorge wurde durch eine interessante Studie bekräftigt. Bei 120 Mitgliedern einer Interessengemeinschaft älterer Langstreckenläufer, die sich verpflichtet hatten, täglich 5 km zu laufen, zeigte sich in einer Beobachtungsdauer von 5 Jahren kein einziger Fall von Krebs, obwohl sich alle im kritischen Krebsalter befanden.

Unzureichende Atmung ist ein weit verbreitetes Übel unserer Zeit. Vielfältig sind die Ursachen: Durch mangelhafte körperliche Bewegung in frischer Luft gewöhnt sich der Mensch daran, nur oberflächlich Luft zu holen. Auch durch die Luftverunreinigung in den Städten wird die Atmung automatisch verflacht. Manche Menschen halten auch den Atemstrom zu sehr fest durch Hetze und Leistungszwang, oder sie wagen es nicht, sich in der Ausatmung zu lösen, weil eine unbewußte Angst ihre Seele drückt. Andere wiederum leben einseitig in der Ausatmung, weil sie sich in der Erschöpfung verströmen.

Durch diese verschiedenen Formen der Fehlatmung wird der gesamte Luftorganismus gestört. Das hat eine nachteilige Wirkung auf die Zellatmung. Eine Befreiung und Anregung der Atmung wird erreicht durch seelische Hygiene, künstlerisches Tun – besonders auf dem Gebiet der Musik, der Sprache und Eurythmie. All diese Maßnahmen sind heilsam für die Zellatmung und daher ein wesentlicher Bestandteil der Krebsvorsorge.

Die Atmung der Zellen wurde von D. Warburg erforscht, der dafür den Nobelpreis erhielt. Es ist sein Verdienst, alle Einzelheiten der stofflichen Abläufe entdeckt zu haben. Danach wird mit Hilfe von Atemfermenten der mit dem Blut zuströmende Sauerstoff verwertet, um den Zucker zu verbrennen, der ebenfalls der Zelle ständig zugeführt wird. Auf diese Weise kann die Energie für den Stoffwechsel in der Zelle gewonnen werden. Es ist von Bedeutung, daß die Zuckervorräte in der Zelle restlos verbrannt werden. Diese Art der Atmung nennt die Wissenschaft aerob. So also atmet jede normale Zelle des Organismus.

Anders die Krebszellen. Sie nehmen keinen Sauerstoff auf, atmen also nicht, sondern gewinnen ihre Energie einfach dadurch, daß der Zucker durch Gärung gespalten wird, wobei Milchsäure entsteht. Diese sogenannte an-aerobe Art der Atmung, die eigentlich keine Atmung ist, wird – außerhalb des Menschen – von primitiven Zellen, wie den Hefezellen, geübt. An ihnen studierte Warburg die Zusammenhänge. Die Krebszellen erzeugen Stoffe, die die Atmungsfermente der normalen Zellen zerstören. Diese können nun nicht mehr atmen und gehen zugrunde, wenn sie sich nicht auf Gärung umstellen. Die Krebszellen, die ihre Energie ohne Sauerstoff gewinnen, können das und wuchern weiter.

Die Entgleisung im Zellstoffwechsel der Krebskranken beschränkt sich nicht nur auf die Krebszellen, sondern erstreckt sich auf den ganzen Organismus: Warburg hat die erhöhte Gärungsbereitschaft auch bei den roten Blutkörperchen des Krebskranken beobachtet. Dadurch gewinnt die Ernährung an Bedeutung; denn sie beeinflußt ja den ganzen Menschen.

Die Aufgabe einer Ernährungstherapie und -vorsorge muß also darauf abzielen, die Zellatmung zu aktivieren, für eine reichliche Sauerstoffzufuhr zu den Zellen zu sorgen und den Gärungsstoffwechsel zu bremsen. Auch ist zu bedenken, daß durch Pestizide, Teerprodukte und andere karzinogene Stoffe die Funktionen der Atmungskatalysatoren blockiert werden können.

Wie läßt sich die Bildung der Atemfermente durch Ernährung anregen? – Eine spezielle Nahrung liegt hier in Form der sogenannten Rotfarbstoffträger vor. Sie enthalten als Farbstoffe Anthocyane, die durch aktive Sauerstoffgruppen ausgezeichnet sind. Wir führen sie dem Kranken zu als Säfte von Heidelbeeren, Schwarzen Johannisbeeren, Kirschen und roten Weintrauben. In einer Klinik in Ungarn wurden beachtenswerte Erfolge bei einer größeren Zahl von Krebs- und Leukämiekranken mit der Roten Bete erzielt. Es ist aber notwendig, die Kur über längere Zeit täglich intensiv durchzuführen, d. h., den Saft von 1 kg frisch ausgepreßten Rüben über den Tag verteilt trinken zu lassen oder von dem käuflichen milchsauren Rote-Bete-Saft 1/2 Liter. Dazu viel Gemüse aus den Wurzelknollen essen, vorteilhaft auch milchsauer gegoren. In gleicher Richtung deutet ein chemischer Befund: milchsaure Produkte regen im Darm die Bildung von Vitamin B_2 an, das ein Bestandteil des sogenannten „gelben Atemfermentes" der Zellen ist. Dieses ist für den Sauerstoffaustausch notwendig.

W. Zabel[5]) hat darauf hingewiesen, daß zur Anregung der Zellatmung eine Nahrung mit Fetten zweckmäßig ist, die reichlich die ungesättigten Fettsäuren Linol- und Linolensäure enthalten. Das ist verständlich, da diese Fettsäuren freie Bindungen aufweisen, die sie mit Sauerstoff abzusättigen trachten, wodurch sie die innere Atmung aktivieren. Sie werden in diesem Sinn auch als „Zündfette" bezeichnet. Doch dürfen sie nur in Form von kalt gepressten Ölen und nicht erhitzt verwendet werden. Sehr günstig ist ihre Vermischung mit Quark, da der Organismus sie dann leichter aufnehmen kann.

Die Pflanze atmet am intensivsten im grünen Blatt und bildet dort Substanzen, die zu ähnlichen Prozessen im menschlichen Organismus anregen. Wir wählen also viel grüne Blattsalate. Dabei ist Demeter-Qualität* zu bevorzugen, denn durch besondere Maßnahmen beim Anbau, wie der Kieselspritzung, werden die dynamischen Prozesse im Blatt angeregt. Das tut sich schon in einer besonderen Grüntönung der Blätter kund.

Bei der Zellatmung wirken auch gewisse Spurenelemente mit, besonders Eisen und Magnesium. Sie werden dem menschlichen Organismus durch regelmäßigen Genuß von Vollkornspeisen und -Brot in ausreichender Menge zugeführt.

Einen hohen Rang in der Krebsdiätetik nehmen die milchsauer vergorenen Gemüse ein. Diese Kostform ist durch Kuhl[14]) in die Therapie des Karzinoms eingeführt und seither mit viel Erfolg angewendet worden.

Die Wirkung greift zunächst im Stoffwechsel an, scheint unspezifisch zu sein und lediglich die Verdauungsprozesse anzuregen bzw. zu regulieren. Im Magen, wo beim Karzinom oftmals Störun-

---

* Demeter ist der Handels-Schutzname für biologisch-dynamisch angebaute Produkte.

gen der Sekretion zu beklagen sind, wird durch milchsaure Gärprodukte sowohl der mangelhaften Salzsäureproduktion aufgeholfen als auch ein Überschuß an Säure gedämpft. Die Aktivierung der Bauchspeicheldrüse entlastet alle Verdauungsorgane. Die Milchsäurebakterien binden nicht nur Fäulnis in den Produkten, sondern auch im Darm. Dadurch wird ein gesundes Darmmilieu geschaffen und die Darmflora saniert. Das kann sehr hilfreich sein, da jede Krebskrankheit auf der Grundlage einer Stoffwechselstörung entsteht.

Darüber hinaus darf eine Heilwirkung der milchsauren Diät auf das Tumorgeschehen direkt angenommen werden. Wie ist das zu verstehen?

Wir stellten fest: Beim normalen Stoffwechsel der Zellen wird zur Verbrennung des Zuckers Sauerstoff zugeführt. Mit diesem Atemprozeß ist ein übersinnlicher Vorgang verbunden; denn immer dort, wo Sauerstoff geatmet wird, greift der Astralleib ein, lenkt den Ablauf und verhindert, daß der Zucker vergärt. Dieser wird restlos veratmet, und die dabei entstehende Energie wird für den Organismus genutzt. Treten Gärprozesse auf, bildet sich Milchsäure. Sie ist im Organismus überall da zu beobachten, wo der Abbauprozeß eines Zuckers anaerob, das ist ohne Sauerstoffzufuhr, verläuft. Physiologisch entsteht sie im Muskel durch Spaltung des Glykogens während der Arbeit. Der Muskelkater beruht auf einer Anhäufung von Milchsäure.

Nun fällt auch bei der normalen Zellatmung immer eine Spur Milchsäure aus, die aber gleich wieder durch die Atmung in den Stoffwechsel hereingenommen wird. Die höheren Wesensglieder werden damit aufgerufen, in den Ablauf einzugreifen, um die Bildung der Milchsäure sofort rückgängig zu machen.[15])

Die Milchsäure aktiviert demnach die Atemprozesse in der Zelle. So verstehen wir, daß Rudolf Steiner bei der Behandlung des Karzinom-Kranken Injektionen von Milchsäure empfohlen hat. Der Organismus wird aufgefordert, sich mit den Prozessen der Zellatmung auseinanderzusetzen.

In gleichem Sinne ist die Bedeutung von milchsauren Gärprodukten in der Krebs-Diät zu werten (s. Kap. XII.). Führen wir dem Krebskranken Gärgemüse zu, so wird durch die Milchsäure die Gärung nicht etwa verstärkt, im Gegenteil: Der gesunde Milchsäureprozeß, der wie beschrieben unmittelbar in die Veratmung überführt, wird aktiviert und der Übergang zu einer normalen Zellatmung ermöglicht.

Ähnlich ist die Wirkung einer Keimdiät zu verstehen. Im Keimling findet sich während der Keimung ein Maximum an Milchsäure. Im feuchtdunklen Milieu, ohne Licht und Luft, braucht die Pflanze die Nährsubstanzen des Samenkörpers auf. Der Abbauweg ist dabei eine Gärung. Wir denken an die erste Zeile des Tischspruches von Rudolf Steiner: „Es keimen die Pflanzen in der Erde Nacht." Dann aber heißt es in der zweiten Zeile: „Es sprossen die Kräuter durch der Luft Gewalt." Jetzt wird Luft aufgenommen, Sauerstoff zugeführt, die Gärung wird durch eine Atmung abgelöst. – Was die Pflanze hier bei der Keimung veranlagt, kann durch Keimdiät heilsam auf die gestörte Zellatmung einwirken.

Anderes löst der wiederholte Genuß von Zucker und Weißmehlprodukten aus: Eine schlecht atmende Zelle kann die hohe Zuckerzufuhr nicht bewältigen und in Gärung und damit in die karzinomatöse Entartung gedrängt werden. Diese Produkte, die ohnehin nicht zur Vollwertkost gehören, sind insbesondere bei Krebsdisposition ganz zu meiden. Bei dem Genuß von Vollkornerzeugnissen dagegen wird das Kohlenhydrat nur schrittweise abgebaut, es kommt nicht zu hohen Zuckerwerten im Blut und damit nicht zu der gefährlichen Überflutung der Zellen mit Zucker.

VI. DER GESTÖRTE LICHTSTOFFWECHSEL DES KREBSKRANKEN

Von der Lichtqualität der Nahrung

Mit dem Luftelement eng verbunden ist das Licht. Die Luft wird vom Licht durchleuchtet. Und wie im Menschen die Luft gestaltet und differenziert ist zu einem „Luftorganismus", in den der Astralleib eingreift, so ist es auch das Licht. Im Licht sind Gestaltungs- und Formprinzipien veranlagt, die in die Luftbewegung mit hineinwirken. Rudolf Steiner sagt[16]): „In allem Luftorganismus ist Licht mitorganisierend. Mit der Luft lebt das Licht im Menschen."

Wenn im vorigen Kapitel ausgeführt wurde, wie die Krebszelle unfähig ist zu atmen, so liegt nun der Tatbestand vor, daß sich die Krebszelle auch vom Lichtstoffwechsel ausschließt. Sie liegt im Finstern. Das wird uns für eine umfassende Krebsvorsorge, Diätetik und Therapie, interessieren.

Das Licht strömt in den Menschen ein durch die Sinne und die Haut, aber auch durch die Nahrung. Dabei ist neben dem optischen, das heißt sichtbaren Anteil des Lichtes eine sogenannte „energetische" Komponente zu unterscheiden. Es wurde beobachtet, daß durch Lichteinfall zahlreiche Lebensvorgänge angeregt werden wie der Wasserhaushalt, der Eiweiß-, Fett- und Zuckerstoffwechsel, die Blutbildung, der Kreislauf, die Schilddrüsen- und Nebennierenrindenfunktion, sowie der Sexualzyklus und seine sekundären Merkmale. Darüber hinaus ist der Einfluß des Lichtes auf das menschliche Seelenleben allgemein bekannt.

Der Lichtstoffwechsel wird von einem höheren zusammenfassenden Prinzip, dem Astralleib, gelenkt, der auch als Lichtleib bezeichnet wird. Er ist geistig-seelischer Natur, lebt aber in ständiger Wechselbeziehung mit den beschriebenen organischen Funktionen.

Die innere Natur dieses Lichtleibes ist vom Menschen erlebbar, wenn er die äußere Sehkraft ausschaltet. Ein Blinder, Jacques Lusseyran, hat diese Fähigkeit in einzigartiger Weise erlangt und konnte seinen Lichtleib als Wahrnehmungsorgan gegenüber den lebendigen Geschöpfen der Umwelt betätigen. So spürte er mit ihm das Pflanzenleben und hatte deutliche Empfindungen zum Beispiel von Bäumen, an denen er vorüberging, ja sogar von der Gestaltung der Landschaft bis in die Ferne. Auch charakterliche und seelische Ausstrahlungen von Menschen nahm er wahr. Diese Fähigkeit erlosch, wenn Mißmut, Antipathie oder Ungeduld seine Seele verdüsterten[17]).

Der innere Lichtleib wird demnach von zwei Seiten berührt: dem seelischen Licht und dem Licht, das durch Sinne und Nahrung in den Menschen einströmt. Die Berührung mit dem Äußeren aktiviert und erregt eine innere Tätigkeit, die zur Bildung eines „inneren", der menschlichen Individualität zugehörigen Lichtes führt. Das ist der gleiche Vorgang wie bei allen Ernährugsprozessen. Es wird nicht die äußere Substanz hereingenommen und zu eigener Körpersubstanz umgewandelt – nein, die Nahrung löst nur eigene Regsamkeiten im Organismus aus, die zum originären Substanzaufbau führen. Im gleichen Sinn wird auch das äußere „fremde" Licht zunächst abgebaut, ausgelöscht. Ein Inneres tritt in Aktion und dadurch kommen die beschriebenen zahlreichen organischen Funktionen in Gang. So betrachtet muß die von der Naturwissenschaft angenommene Anschauung von der „energetischen Komponente" des Lichtes erweitert werden. Herbert Sieweke schreibt zu dieser Thematik: „Wie also der Mensch einen Substanz-Entstehungs-Prozeß unterhält, ihn durch die Nahrungsaufnahme anregt und entzündet, so entwickelt er einen Licht-Bildungsprozeß in sich, der durch ein tätiges Empfangen der äußeren Lichtwelt aktiviert wird"[18]).

Die von der Lichtzufuhr ausgelösten verschiedenen Tätigkeiten gehören in das Regulationssystem des menschlichen Lichtorganismus, der bis hinein in die organischen Funktionen und Bildungen wirkt.

Welche Folgerungen ergeben sich für die Krebsvorbeugung? Da die Störung sich meist über Jahre hindurch entwickelt, sind Vorsorgemaßnahmen anzustreben. Das heißt: Es gilt den Lichtstoffwechsel zu aktivieren.

Auf dreifache Weise kann das erreicht werden: Durch Aufnahme von Licht durch die Sinne, unter Vermeidung von längerem Aufenthalt bei künstlicher Beleuchtung, insbesondere bei Neonlicht, Öffnen der Seele für alles Lichte und Schöne, und schließlich durch eine Nahrung von hoher Lichtqualität. Im Rahmen dieser Schrift haben wir uns mit dem dritten Punkt zu beschäftigen.

Wie steht es mit dem Lichtwirken in unseren Nahrungspflanzen? Wir nehmen es sorgenvoll wahr, wie die Kulturlandschaften in Europa immer ärmer an Lichtkräften geworden sind. Die lichtdurchfluteten Landschaften früherer Zeiten finden wir nicht mehr. Die Flora der Wiesenblumen ist verarmt, wir vermissen viele Arten von bunten Faltern; manche Vogelart hat sich aus unseren Breiten zurückgezogen. In dieser Lage fällt die Bewirtschaftung der Böden mit Mineraldünger, mit Monokulturen und der Einsatz von Giften umso stärker ins Gewicht. Nur eine sachgemäße Pflege der Umwelt mit biologischer Bearbeitung des Bodens kann zu einer Verbesserung dieser Situation führen.

Die biologisch-dynamische Wirtschaftsweise setzt ein Kieselpräparat ein, das in der Vegetationsperiode auf die grünen Blätter gespritzt wird. Es erhöht die Lichtqualität der Produkte, denn Kiesel hat die Eigenschaft, die Lebewesen für das Licht aufzuschließen. Auch in der menschlichen Haut und in den Sinnesorganen finden wir, entsprechend dieser Funktion, eine feine Einlagerung von Kiesel. Die Wirksamkeit des Kieselpräparates wurde in vergleichenden Untersuchungen nachgewiesen und drückt sich besonders in einer hochwertigen Eiweißbildung aus.

Über das Wesen des Lichtleibes erfahren wir von Rudolf Steiner interessante Einzelheiten. Da wird von ihm ganz konkret geschildert, wie durch geistig-seelische Impulse im Organismus „Lichtkeime" aufleuchten: „Moralische Ideale, die auf den Wärmeorganismus anregend wirken, lösen im Luftorganismus Lichtquellen aus. Dadurch, daß der Mensch sich begeistern kann für moralische Ideale, trägt er eine Lichtquelle in sich." Eine derartige Anschauung kann zu einer Brücke werden, um die Verbindung zwischen dem Geistigen und Physischen im Menschen begreifen zu können; denn die im seelischen Bereich entspringenden Lichtquellen haben ihre Bedeutung für zahlreiche physische Prozesse.

Andererseits gehen von fast allen organischen Abläufen auch Lichtwirkungen aus. Das wird von einem neuen Zweig der Wissenschaft, der „Biophotonforschung" untersucht. Mit Hilfe neuer Meßinstrumente stellte man fest, daß jede normale Zellteilung mit einer allerfeinsten Lichtstrahlung einhergeht. Man spricht dabei von einer „mitochondrischen Strahlung", weil sie mit den für die Zellteilung wichtigen Körperchen, den Mitochondrien zu tun hat. Aber auch Organbereiche wie das Nervensystem strahlen, ohne daß sich dessen Zellen teilen und vermehren. Das strömende Blut sendet ebenfalls Strahlen aus. Bei bestimmten Krankheiten ist die Intensität verändert. So weist das Blut des Tuberkulösen eine mächtige Strahlung auf. Es ist bekannt, daß bei der Tuberkulose der Lichtstoffwechsel gestört ist. Die Krebszelle dagegen gliedert sich, wie bereits erwähnt, vom Lichtwirken aus. Sie wächst im Finstern. Bei ihrer Teilung leuchtet es nicht auf wie bei der gesunden Zelle. Das wurde in einem Moskauer Institut erforscht[19]). Aber auch ein deutscher Radiologe A. Popp beschreibt, daß die Strahlung der Krebszelle gegenüber der gesunden Zelle wie ausgelöscht ist. Er regt an, dieses Phänomen bei der Früherkennung des Karzinoms zu nutzen[20]).

Nun läßt sich aber die Lichtmenge, die von den Pflanzen ausgesandt wird, auch direkt messen. Dabei zeigt sich, daß deutliche Unterschiede zwischen Produkten aus biologischem und konventionellem Anbau bestehen. In einem Artikel in der Zeitschrift für Naturheilverfahren heißt es: „Auf der Basis der ultraschwachen Photonenemission biologischer Systeme wurde eine neue Methode entwickelt, die es erlaubt, biologische Zustände von Pflanzen objektiv zu messen. Es zeigten sich signifikante Unterschiede in der Strahlenemission von Pflanzen in Abhängigkeit von ihren Wachstumbedingungen (z. B. Düngungsweise)."

Die Zellextrakte von Fruchtsäften (Karotten, Sellerie, Rote Bete), aus verschiedenen Anbauarten wurden mit diesem Verfahren untersucht. Ohne Ausnahme konnten aus Blindproben die biologisch gedüngten Pflanzen vom Material aus „modernem" bzw.

konventionellem Anbau entsprechend signifikant unterschieden werden. An Saatgut wurden ebenfalls deutlich entsprechende Qualitätsunterschiede gemessen[20].

Die von den Nahrungspflanzen gebundenen lichtätherischen Kräfte werden bei der Verdauungstätigkeit im menschlichen Organismus frei. In dem erwähnten Institut Gurwitsch in Moskau wurde nachgewiesen, daß der Dünndarminhalt in besonderem Maße Lichtstrahlen aussendet. Eine ähnliche Angabe liegt von Rudolf Steiner vor[19].

Dieses frei werdende ätherische Licht muß, wie bereits erwähnt, im Menschen verwandelt werden, denn es ist zunächst auf die Eigenart der entsprechenden Pflanze eingestellt.

Dabei werden Lichtbildungsprozesse im Menschen angeregt, deren Intensität von der Lichtqualität der zugeführten Nahrungspflanze abhängt. Hier liegt die Bedeutung der Ernährung für den Krebskranken, dessen Zellgewebe einer erhöhten Tätigkeit des Lichtorganismus dringend bedarf.

Es ist also auf Produkte von biologisch-dynamischem Anbau (Demeterqualität) besonderer Wert zu legen. Dabei bevorzuge man Kieselpflanzen wie die Getreide, sowie grünes Blattgemüse und Salate, und Früchte wie insbesondere Äpfel. Auch die Gewürzkräuter sind mit ihren ätherischen Ölen und Harzen wertvolle Lichtträger. Die Karotte zeigt uns durch ihre rote Farbe ihre Lichtverwandtschaft an. Schließlich sind hochwertige Speiseöle als Lichtträger zu erwähnen.

VII. DIE KREBSZELLE ALS KÄLTEHERD

Anregung des Wärmeorganismus durch Ernährung

Wie Licht, Luft und Flüssigkeit, so ist auch die Wärme im menschlichen Organismus in ständiger innerer Bewegung. Und auch dieser Wärmestrom ist durchgestaltet, differenziert, begrenzt durch ein höheres geistiges Prinzip. Wir sahen in den vorangegangenen Kapiteln, daß der Ätherleib die Flüssigkeit organisiert wie der Astralleib Luft und Licht. Im gleichen Sinn wird die Wärme vom Ich des Menschen beherrscht, zu einem Wärmeorganismus zusammengefaßt, geformt und durchstrukturiert. Durch das Medium der Wärme findet das Ich den Zugang zur Leiblichkeit. Wir können daher den Zusammenklang von Geist, Seele und Leib nicht verstehen, wenn wir nicht auch dieses Wirken des Ich durch die Wärme ins Auge fassen.

Die Wärmetätigkeit wird angefacht durch Begeisterung für moralische Ziele wie das Ideal des Wohlwollens, der Freiheit, Güte, Wahrheit. Theoretische Ideen wirken dagegen erkältend auf den Wärmeorganismus. Immer geht es dabei um eine Funktion des Ich, die zum Willen hindrängt. Wärme, Blutbewegung und Willensimpulse sind eines Wesens.

Auch physische Bewegung regt die Wärmebildung an und, wie noch auszuführen sein wird; die Ernährung.

Das Reaktionsvermögen des Wärmeorganismus ist beim Krebskranken geschwächt. Dem Ich fehlt dadurch die Möglichkeit, den Organismus aktiv zu durchdringen. Und den Krebszellen gelingt es schließlich, sich auszusondern. Es fehlt ihnen an Wärme, sie bilden einen Kälteherd. Somit entgleiten sie auch der Herrschaft des Ich, das sich durch die Wärme manifestiert und alle Prozesse und organischen Formen ganzheitlich und individuell orientiert. Die Karzinomzellen wuchern dann auf eigene Faust, ohne Rücksicht auf die Ganzheit. Sie bilden gewissermaßen eine Anarchie im Staate, die zu dessen Zerstörung führt.

Die Schwäche des Wärmeorganismus bedingt, daß der für den Krebs disponierte Kranke bei Erkältungen oder Infekten kaum mit

Fieber reagiert. Daher gilt es, im Sinne einer Krebsprophylaxe, schon im Kindes- und Jugendalter die Aktionsfähigkeit des Wärmeorganismus zu fördern. Akute fieberhafte Erkrankungen dürfen nicht kupiert, sondern müssen mit natürlichen Mitteln wie Wasseranwendungen durchgetragen werden; Antibiotika sind zu vermeiden. Bekleidung mit Naturtextilien sorgt für eine funktionsfähige Wärmeregulation.

Ist ein Tumor bereits manifest geworden, können durch Überwärmungsbäder (Lampert) Wärmereaktionen im Organismus hervorgerufen werden. Auch Injektionen von Mistel bewirken Temperatursteigerungen. Es bildet sich, wie Rudolf Steiner es ausdrückt, um die Geschwulst herum ein Wärmemantel, der in manchen Fällen eine Rückbildung einleitet oder ein weiteres Wachstum verhindert.

Auch durch Ernährung ist es möglich, den Wärmeorganismus anzuregen. Das ist von großer Bedeutung für die Krebsprophylaxe, sowie als Grundlage für jede Therapie eines manifesten Tumors. Wir müssen also nach der Wärmequalität eines Nahrungsmittels fragen.

Die Wärme ist eine Qualität des Lebendigen. Kein Leben ohne Wärme. Im ewigen Schnee und Eis an den Polen der Erde kann sich kein Leben entfalten. Die Wärme tritt im Bereich des Lebendigen als Glied der ätherischen Bildekräfte auf, auch „Wärmeäther" genannt. Irdisches Feuer zerstört, löst auf, der Wärmeäther dagegen führt das Leben in die Erscheinungswelt herein, läßt organische Bildungen entstehen und reifen in rhythmischer Ordnung, jede zu ihrer Zeit. Er wirkt zusammen mit den anderen Ätherarten, denjenigen des festen, flüssigen und luftförmigen Elementes.

Damit er in rechter Weise die pflanzliche Bildung durchkraften und zur Reife bringen kann, müssen die Glieder des Lebendigen harmonisch aufeinander gestimmt sein. Bei treibender chemischer Düngung wird die Substanzbildung zu kompakt und kann nicht recht ausreifen. Dadurch leidet die Wärmequalität des Produktes; denn Reifen heißt: der Wärmeäther zieht in die Substanz der Pflanze ein und bleibt darin gebunden. Durch Boden- und

Pflanzenpflege in biologisch-dynamischer Weise wird die Pflanze sensibel für kosmische Einflüsse und offen für die Einstrahlung des Wärmeäthers. Es entsteht eine hohe „Wärmequalität" der Nahrung.

Bei der Verdauung im Menschen wird der Wärmeäther frei und regt die Wärmeprozesse an. Mit dieser Einsicht wird uns die Qualität der Nahrung für die Entstehung der Krebsgeschwulst deutlich; wir werden leicht begreifen, daß eine dynamische Wärmequalität der Speisen entsprechende Prozesse im Menschen anfacht und damit der Krebsbildung entgegenwirkt, während mineralisch gedüngte Produkte den Wärmeorganismus belasten.

Doch verstehen wir recht: Es ist mit dieser Aussage nicht gemeint, daß die Speisen gut warm sein müssen. Das hat in mancher Beziehung auch seinen Wert; wir denken aber hier an die innere Wärmequalität, die oft durch Erhitzen gerade zerstört wird. In diesem Sinn hat Rohkost zuweilen eine höhere Wärmequalität als gekochte Kost: sie vermag den Körper anzuregen, mehr Eigenwärme zu produzieren.

Auf der anderen Seite kann der Wärmeorganismus des Menschen durch eisgekühlte Getränke und Speisen irritiert werden. Wie aber steht es mit Produkten der **Tiefkühlung?** Ist nicht anzunehmen, daß durch die ungeheuer tiefen Temperaturen ein Einbruch in den Wärmeäther erfolgt, wodurch bei der Ernährung mit solchen Produkten die subtilen Prozesse im menschlichen Organismus gestört werden? Gewiß kann der gesunde Mensch das überwinden; wie ist es aber, wenn sich diese Beanspruchung oftmals wiederholt?[21])

Eine enge Beziehung zum menschlichen Wärmeorganismus haben die Körnerfrüchte. Darum sind sie auch die am meisten menschengemäße Nahrung. Besonders die Hirse facht die Wärmebildung an. Ein Segensspruch des Abtes Ekkehard von St. Gallen aus dem Mittelalter lautet: „Möge die Hirse dir nicht das Fieber und die Hitze bringen!" Damals waren fieberhafte Krankheiten gefürchtet als Geisel der Menschheit. Heute indessen leiden die Menschen daran, kein Fieber entwickeln zu können, besonders Krebsdisponierte. Für sie möchte man den Spruch ins Gegenteil verkehren und wünschen: „Möge dir die Hirse die Wärme und das Fieber bringen!" In diesem Sinne gehört das Getreide zu einer krebsfeindlichen Kost – aber nur als Vollkorn verarbeitet, nicht als Weißmehlprodukt.

Die Aufgabe der Fette ist es, Wärme im menschlichen Organismus zu erzeugen. Dazu eignen sich aber nur Fette mit hochungesättigten Fettsäuren, die flüchtig und stoffwechselaktiv sind. Sie lagern sich nicht in den Zellen ab, sondern sind immer auf dem Wege, sich in einer Art Verbrennung zu verflüchtigen, um so der Bildung von Wärme zu dienen. In Krebszellen wurden Fetttröpfchen gefunden, ein Zeichen, daß dieser Prozeß blockiert und dadurch die Wärmebildung gestört ist.

Unter den einheimischen **Gewürzen** durchwärmen insbesondere die Lippenblütler den Stoffwechsel. Wir werden daher die Speisen sorgsam würzen. Basilikum, Majoran, Rosmarin, Ysop, Thymian – um nur einige zu nennen – lassen sich vielfältig verwenden. Aber auch die Doldenblütler gehören zu den Wärmeträgern. Das drückt sich auch darin aus, daß sie – wie zum Beispiel Kümmel und Dill – in den Samen Öle bilden. Hinzu kommen die Spezereien aus warmen Ländern wie Curcuma, Ingwer und Muskat.

Die Wärmequalität des Lebendigen erreicht ihre volle Ausreifung in Früchten und Samen. In sonnengereiften Äpfeln, Birnen, Pfirsichen oder Beerenfrüchten bilden sich reizvolle Aromastoffe als Ausdruck der Wärmewirkung. Reife ist Vorbedingung für gute Wärmequalität. Doch leider werden zur besseren Transportfähigkeit oder Lagerung die Früchte heutzutage meist unreif geerntet.

Eine gefährliche Blockade für die lebendig fließenden Wärmeströmungen schaffen auch Fremdstoffe. Sie sind vielfach die Ursache für die Bildung von Kälteherden und fördern damit die Krebsdisposition.

Für eine wirksame Prophylaxe dieser Krankheit ist es demnach besonders wichtig, den Wärmeorganismus des Menschen durch entsprechende sorgsam gewählte Nahrung funktionskräftig zu erhalten.

VIII. KIESELPROZESSE IM DIENST EINER DURCHFORMUNG

Durchlichtung und Durchwärmung

Da die Krebszellen formlos wuchern und sich nicht in den Bauplan des ganzen Menschen einordnen, ist es notwendig, Formkräfte zu aktivieren und ihnen das Eingreifen in den Organismus zu erleichtern. Die gestaltenden Kräfte wirken im Organischen durch irdische Substanzen. Mit ihrer Hilfe regen sie bestimmte Prozesse an. Welche Substanz dient nun der Durchformung? Es ist der Kiesel. Wir kennen ihn in seiner reinen Form als Bergkristall, der uns durch seine kristalline Klarheit und sechseckige Gestaltung beeindruckt. Im organischen Bereich tritt der Kiesel an Sauerstoff gebunden als Kieselsäure auf. Hier sorgt er für Stütze und feine Durchgestaltung. Das Getreide mit seinen gegliederten Ähren und Grannen ist eine typische Kieselpflanze, deren Asche 70 – 80 % Kieselsäure enthält. Auch im Tierreich werden mit Hilfe dieser Substanz allerfeinste filigranartige Formen gebildet, wie z. B. bei den Radiolaren im Meer.

Auch das Licht braucht eine Substanz, um im Stoffesbereich wirken zu können. Dazu bedient es sich vor allem des Kiesels, neben Magnesium und Eisen.

Der menschliche Organismus ist von einem feinen Kieselsäuregerüst durchzogen. In der Haut finden wir die Kieselsäure verdichtet; wir sind gleichsam von einem Kieselmantel umhüllt. Dieser übt einerseits eine Schutzfunktion aus; zum anderen schafft er die Möglichkeit, daß wir nicht dickfellig in unserer Haut eingeschlossen sind, sondern in ihr ein Organ besitzen, durch das wir Kontakt zur Welt gewinnen können. So sind die Sinnesorgane ebenfalls vom Kiesel geprägt, insbesondere das Auge. Doch, wie schon an anderer Stelle ausgeführt, ist hier die Bildung kaum vom Leben ergriffen und durchpulst, sondern funktioniert nahezu wie ein physikalischer Apparat. Hier muß ja das Ich des Menschen unbehindert und unbeeindruckt passieren können, um sich mit dem Gegenstand, den es wahrnehmen will, zu verbinden.

Anders im Stoffwechselbereich. Da sind die Organe vom Leben durchpulst, das heißt vom Säfte- und Blutstrom durchdrungen. Und Substanzen wie der Kiesel lösen sich ständig und bilden sich neu. Dieses dynamische Geschehen macht es möglich, daß Formkräfte in die Stoffeswelt eingreifen können, um die Zellverbände nach ihrer Ordnung zu organisieren. Jeder Teil des Organismus ist ja individuell geprägt; jeder Mensch hat seine ganz bestimmte Leibesform, z. B. von Nase oder Handfläche, ja auch von Hirn, Leber und Niere. Daß dies so sein kann, dafür sorgt der Kieselprozeß.

Sehr reich an Kieselsäure ist die Keimeshülle bei der menschlichen Embryonalentwicklung. Hier muß die allgemeinmenschliche, aber auch darüber hinaus die individuelle Form gebildet werden.

Diese menschliche Form kann sich bei der Karzinombildung nicht mehr vollständig im Leibe manifestieren. Wollen wir ihr den Weg wieder frei machen, müssen wir versuchen, die Kieselprozesse anzuregen.

Wie der Bergkristall so eindrucksvoll zeigt, ist der Kiesel für das Licht durchlässig. Er bildet gleichsam ein Tor für das Licht, durch das es einströmen kann. Und mit ihm die Wärme. Das gilt nicht nur für den Verkehr des Organismus mit der Außenwelt; auch im Innern sind Licht und Wärme ständig in einer geordneten Bewegung und brauchen dabei den Kiesel, um sich mit der Substanzwelt verbinden zu können. Dabei tritt der Kiesel nicht in grobstofflicher Form auf, sondern fein potenziert, einem homöopathisch verdünnten Arzneimittel gleich.

In dieser Weise wird der Kiesel auch in der biologisch-dynamischen Landwirtschaft eingesetzt, denn für die Funktion des Licht- und Wärmeorganismus ist überall eine gesunde Kieseldynamik notwendig[22].

Welche Nahrungsmittel sind nun geeignet, die Kieselprozesse im Menschen anzuregen? Zunächst müssen wir wieder allgemein zur Kenntnis nehmen, daß die Produkte der biologisch-dynamischen Wirtschaftsweise einen höheren Kieselgehalt aufweisen als die konventionell angebauten Erzeugnisse. Beim Getreide wird sogar noch im Reifestadium, wenn die Ähren schon nicht mehr durch einen Substanzstrom mit der Erde verbunden sind, Kiesel angereichert.

Die Getreide können wir daher Kieselpflanzen nennen. Ihre fein durchziselierte Formung, ihre Verwandtschaft zu Licht und Wärme zeugen davon. Auch die Analyse spricht dies aus: Die Getreidepflanzen enthalten 70 – 80 % Kiesel. An erster Stelle stehen Hirse, Roggen und Gerste. Wir verordnen daher die Hirse gerne als Diätetikum bei Hautkrankheiten, wenn es gilt, zwischen „Dickfelligkeit" und zu starker Durchlässigkeit der Haut auszugleichen. Auch zur Anregung des Wärmeorganismus hatten wir schon die Hirse empfohlen. Hier ist der Kiesel das Tor für die wärmeätherischen Kräfte. Für die Gerste gilt das Gleiche, aber noch mehr in der Richtung zum Lichthaften.

Die Kieseldynamik läßt sich im menschlichen Organismus sehr stark durch Honig impulsieren. Der Honig wird in den sechseckig geformten Waben durch die Kräfte der Kieselsubstanz geprägt. Denn es ist ein altes Geheimnis, das schon die griechischen Töpfer wußten: Die Form der Gefäße wirkt auf das darin aufgehobene Gut. So wurde einst in besonders gestalteten Krügen das Öl konserviert. In gleicher Weise empfängt der Honig in den sechseckigen Waben eine einzigartige, dem Kiesel verwandte Formbildekraft. Und so trägt er als Nahrungsmittel in den Menschen die Formtendenz hinein, die der Kiesel zeigt, wenn er in Sechsecken auskristallisiert. Diese Tendenz muß nun zunächst im menschlichen Organismus als ein von außen herangetragenes Prinzip überwunden werden. Und dazu wird die zentrale Wesenheit des Menschen, das Ich aufgerufen. Von ihm gehen die Formgebungen aus, die sich durch den Kieselorganismus bis in alle Zellgewebe hinein durchsetzen.

Und da es bei der Krebskrankheit gilt, die Kieseldynamik zu aktivieren, damit die formlos wuchernden Zellen wieder von den Formprinzipien ergriffen werden können, ist der Honig ein wertvoller Bestandteil der krebsverhütenden Kost. Aber er ist als Heilmittel anzusehen und sollte nur in kleinen Mengen – nicht mehr als zweimal einen halben Teelöffel täglich – verabreicht werden.

Eine starke Anregung der Kieselprozesse im Menschen erreichen wir auch durch Rohkost. Rudolf Steiner empfiehlt, gleichzeitig mit der Rohkost potenzierten Kiesel zu verordnen. Denn auch die Rohkost ruft Gestaltungsvorgänge wach.

In Früchten, besonders in Äpfeln, sind gleichfalls Kieselwirksamkeiten veranlagt. Es besteht also eine vielfältige Möglichkeit, mit Hilfe des Kiesels dem Krebsgeschehen entgegenzuwirken.

IX. DIE LEBER ALS ZENTRALES ORGAN FÜR DEN STOFFWECHSEL UND DIE ENTGIFTUNG BEI DER KREBSKRANKHEIT

Leber-Diät und Krebsvorsorge

Beim Krebs und seinen Vorstufen ist stets die Leber in Anspruch genommen. Denn das Krebsgeschehen geht mit einer Stoffwechselstörung einher, und die Leber als das Hauptstoffwechselorgan ist daher mit einbezogen. Hinzu kommt die toxische Situation im Organismus bei der Krebsgeschwulst: Auf der Leber ruht die Hauptlast, Gifte abzubauen und zur Ausscheidung zu bringen; von ihrer Funktionstüchtigkeit hängt vielfach der Verlauf der Erkrankung ab.

Darum sind wir bei der Krebsvorsorge und -Therapie bemüht, die Leber durch eine entsprechende Kost zu stützen. Wir vermeiden schwer verdauliche Speisen, wie etwa in Fett Gebratenes. Da die Leber in die Wärmeprozesse eingeschaltet ist – sie heißt in der russischen Sprache der Backofen – meiden wir alles Kalte. Besonders Getränke sollten vor dem Genuß auf Zimmertemperatur erwärmt werden.

Die Leber regelt den Wasserhaushalt und damit den Durst. Man sagt im Volksmund: „Der hat aber eine durstige Leber!" Um die Entgiftungsfunktionen zu unterstützen und die Ausscheidungen anzuregen, empfiehlt es sich, reichlich zu trinken. Es gibt ja ausgesprochen leberfreundliche Heilquellen. Auch durch Reistage wird der Flüssigkeitsstrom impulsiert. Ferner sind bestimmte Kräutertees, etwa aus Johanniskraut, Schafgarbe u. a. eine Wohltat für die Leber.

Die Leber baut ihre Substanz, das Glykogen – auch tierische Stärke genannt – aus Kohlenhydrat auf. Zur Unterstützung dieses Vorganges ist das Vollgetreide zu empfehlen, aber sorgsam zubereitet, fein geschrotet und gut ausgequollen. Weißmehlprodukte oder gar Industriezucker belasten den Kohlenhydratstoffwechsel, da ihnen die nötigen Begleitstoffe fehlen. Früchte müssen gut ausgereift sein. In den Abendstunden sind sie bei Schwäche der Leber gedünstet leichter verträglich als roh. Bei der Mittagsmahlzeit ist ein säuerlicher Apfel oder eine Grapefruit vor dem Essen bekömmlicher als zum Nachtisch. Dörrobst wird meist gut vertragen, besonders Aprikosen – aber einweichen und nur ungeschwefelte Ware kaufen! Ein Teil des Gemüses sollte als Frischkost genossen werden. Sehr bekömmlich ist es auch milchsauer gegoren.

Die Leber benötigt auch Eiweiß. Der Bedarf wird durch Vollgetreide im wesentlichen gedeckt. Eine Ergänzung durch Milchprodukte ist empfehlenswert in Form von Sauermilch und Quark, am besten in Demeterqualität (s. Kap. XII). Auf jeden Fall sollte auf eine frische Ware geachtet werden. Durch Zufuhr ungeeigneter Eiweißkörper bildet sich leicht Fäulnis im Darm mit Zerstörung einer gesunden Darmflora. Das wirkt sich belastend auf die Leber aus. Hier sind auch Herdinfektionen durch kranke Zähne, Tonsillen oder Nebenhöhlen zu erwähnen, die zur Krebsprophylaxe auch im Hinblick auf die Leberfunktion unbedingt zu sanieren sind.

Mit Fetten sollte man sorgsam umgehen. Zum Brot die Butter nicht zu dick aufstreichen, zu den Speisen edle Öle bevorzugen, stets nach dem Kochen zusetzen, alles in der Pfanne Gebratene vermeiden.

Mineralstoffe und Spurenelemente, die für den Leberstoffwechsel unentbehrlich sind, liefern uns Gemüse und Salate, vor allem aber auch die Getreide.

Welche Körnerfrüchte sind zu bevorzugen im Hinblick auf die Leber? Der Roggen zeichnet sich aus durch seinen Reichtum an Kalium, das für die Gesundheit der Leber von Bedeutung ist. Hirse enthält, wie schon erwähnt, eine wärmende Komponente, der Hafer besitzt ein sehr wertvolles Eiweiß. Die Gerste ist leberfreundlich durch ihr zum süßen Malz hinstrebendes Kohlenhydrat und ihren Reichtum an Mineralien. Der Reis ist dadurch vorteilhaft, daß bei ihm das Eiweiß nicht als Kleberschicht am Rande des Kornes gelagert ist, sondern den Mehlkörper durchwirkt. Auch der Weizen ist als volles Korn gut bekömmlich. Ebenfalls wissen wir den leicht verträglichen Buchweizen und den Mais zu schätzen.

Bei der Zubereitung aller Speisen, besonders aber der Getreidegerichte sind die Gewürze von hohem Wert. Die Lippenblütler wie z. B. Majoran und Basilikum wärmen und wirken dadurch wohltuend auf die Leber. Die Doldenblütler – Kümmel, Fenchel, Liebstöckl etwa – lösen Ballungen im Luftorganismus auf und sorgen für eine „Schönwetterlage". Unter den Spezereien des Fernen Ostens finden wir manches Gewürz von heilsamer Wirkung auf die Leber: Ingwer, Curcuma, Muskatblüte regen ihre Tätigkeit an.

Die Gewürzkräuter müssen aber bewußt geschmeckt werden. Schluckt man sie gedankenlos hinunter, tritt keinerlei Effekt auf.

Damit sind wir auf einen wichtigen Zusammenhang gewiesen: Das Schmecken und die Leberfunktion. Die Leber schmeckt immer mit. Ja, was wir bei der Aufnahme im Munde übersehen oder wodurch wir uns vielleicht täuschen lassen, der Geschmackssinn der Leber nimmt alles genau wahr und läßt sich so leicht nicht hinters Licht führen. Bei dieser Eigenschaft ist die Leber aber auch schnell gekränkt; sie reagiert auf alle denaturierten und mit Fremdstoffen beladenen Nahrungsmittel mit einer Abwehrbewegung; sie wehrt sich gegen das, was ihr nicht schmeckt. So muß sie ausbaden, was wir achtlos bei der Nahrungsaufnahme passieren ließen.

Wir können dagegen der Leber wohl tun, wenn wir den Geschmack im Munde richtig auskosten und uns die Speisen wahrhaft erschmecken. Lassen wir die Leber auf diese Art Anteil nehmen, wächst allmählich ein gesunder Nahrungsinstinkt.

Außerdem wird die Leber auch geschädigt durch unaufmerksames, hastiges Essen unter Zeitdruck. Manche Berufsgruppen wie etwa Krankenschwestern, die oftmals dazu gezwungen sind, die Speisen rasch hinunterzuschlingen, leiden vielfach an Leberstörungen.

Angeregt wird die Leber durch einen bitteren Geschmack, z. B. Chicoree, grüne Blattsalate oder Gewürze wie Ingwer. Auch empfiehlt es sich, eine kleine Tasse Gemüsebrühe oder Bittertee vor dem Essen zu trinken, das bringt die Leberfunktion in Gang.

Zur Erleichterung der Lebertätigkeit kann es bisweilen günstig sein, den Leberrhythmus mit seinem Phasenwechsel zu berücksichtigen. Dabei können zwei Schwerpunkte der Funktionen unterschieden werden, die sich in regelmäßigem Wechsel ablösen, dem Sonnengang angepaßt: eine sekretorische Phase, in der die Sekretion der Verdauungssäfte dominiert und eine Phase mit Aufbau der Lebersubstanz Glykogen. Der erstgenannte Ablauf hat seinen Höhepunkt um 15 Uhr nachmittags, der letztere um 3 Uhr nachts. Es empfiehlt sich demnach, im ersten Teil des Tages Nahrungsmittel zu bevorzugen, die den Einsatz von Verdauungssekreten erfordern. Also in dieser Zeit kräftig essen! Der Volksmund sagt es ja: Iß am Morgen wie ein König, mittags wie ein Edelmann und abends wie ein Bettelmann. Nun, so ganz bettelarm braucht

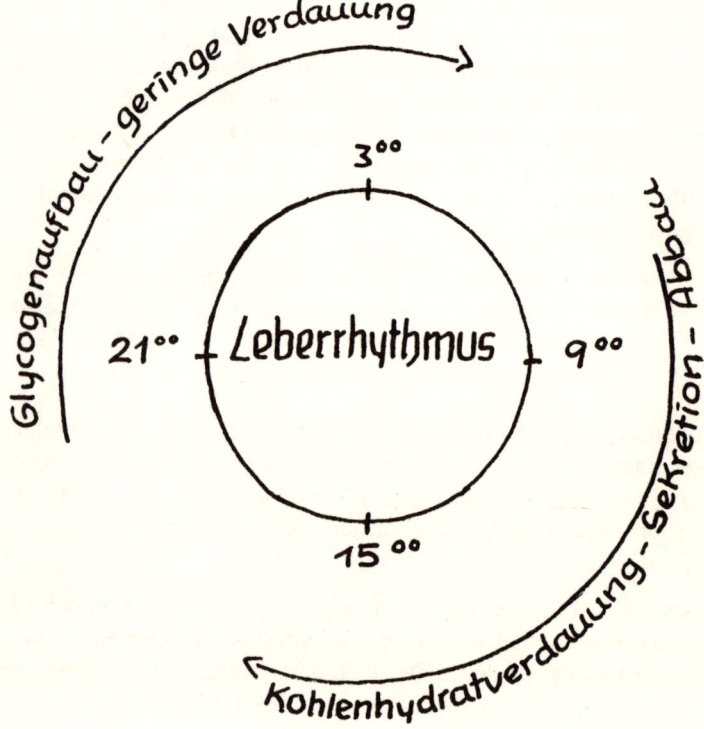

es am Abend nicht zuzugehen. Wir bieten der Leber nur in dieser Zeit, wenn sie zum Abend hin ihr Glykogen aufbaut, vorwiegend kohlenhydratreiche, zum Süßen tendierende Speisen an. Mit diesem Rhythmus unterstützen wir sie. Doch mit fetten Speisen sind wir abends zurückhaltend.

X. RHYTHMISCHE ORDNUNGEN

Der Phasenwechsel der Leber ist eingefügt in ein umfassendes rhythmisches Geschehen. Er ist gebunden an den Sonnengang zusammen mit anderen Funktionskreisen im Organismus, wie Temperaturkurve, Blutzuckerspiegel und Blutdruckwellen. Im Umkreis der Erde schwingt es in gleichen Phasen. Die Barometernadel zeichnet jeweils um 3 Uhr nachmittags Hoch- bzw. um 3 Uhr nachts Tiefpunkte; ganz gleich, ob gerade ein Hoch- oder Tiefdruckgebiet vorüberzieht. Das elektrische Spannungsfeld ist ebenfalls in diese Bewegung einbezogen.

Daneben greifen in den menschlichen Organismus andere rhythmische Impulse ein. Die Blutflüssigkeit strömt im Verein mit den Pulsationen des Herzens, die Bewegung des Luftorganismus erleben wir in Ein- und Ausatmung. Diese Rhythmen sind bis zu einem gewissen Grade im Menschen individualisiert, jedoch darüber hinaus angeschlossen an große kosmische Ordnungen. So weist Rudolf Steiner darauf hin, daß ein geheimer Zusammenhang besteht zwischen dem Atemrhythmus und dem Gang der Sonne durch den Tierkreis. Nehmen wir 18 Atemzüge in der Minute an, dann ergeben sich für den Tag 25920. Das ist dieselbe Zahl, die die Sonne an Jahren braucht, um durch den Tierkreis zu wandern.

Wenn verschiedene Funktionskreise einander begegnen, wird eine lebendige Beziehung mit einem Ausgleich geschaffen. Da stoßen sich nicht wie in der mechanischen Welt hart im Raume die Stoffe, da orientiert sich das eine rhythmische Schwingen an dem anderen. So tritt der Rhythmus im Bauchbereich in Beziehung mit der Kreislaufbewegung, und diese wiederum ist eingestimmt auf Ein- und Ausatmung. Die Atembewegung setzt sich dann fort bis zum Nerven-Sinnessystem des Hauptes. Denn die Säule der Rückenmarksflüssigkeit, die mit dem Gehirnwasser zusammenfließt, bewegt sich im Rhythmus der Atmung. Sie steigt bei der Einatmung und fällt, wenn der Mensch ausatmet. Beim Steigen flutet sie in die Hirnhöhlen und brandet dort gleichsam an die Ufer, um beim Absinken des Wasserstandes wieder zurückzuströmen. Dadurch wird im Haupte der Atemrhythmus spürbar, und es finden Regulationen statt, natürlich tief unter der Schwelle des Bewußtseins.

Zwischen den polaren Gegensätzen, dem Nerven-Sinnessystem und dem Stoffwechsel, die beide nicht in einem eigenen rhythmischen Geschehen gegründet sind, lebt also eine starke rhythmische Mitte im Brustbereich, vertreten durch Atmung und Herztätigkeit.

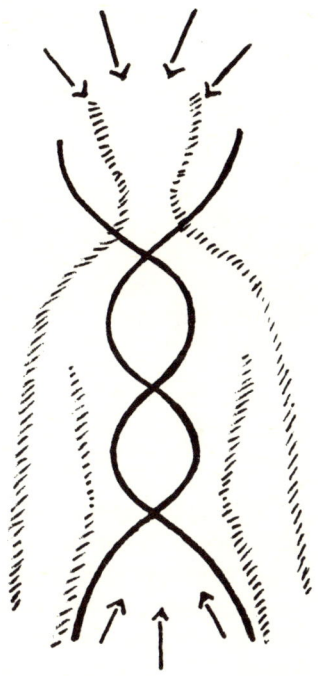

Die rhythmische Mitte wird dadurch betont, daß Puls- und Atemfrequenz aufeinander abgestimmt sind. Das drückt sich aus im sogenannten Puls-Atemquotienten. Dieser schwankt normalerweise um die Werte 4:1, auf vier Pulsschläge kommt ein Atemzug. Bei bestimmten Störungen im Organismus finden sich Abweichungen der Verhältniszahl bis etwa 8:1 bzw. 3:1. Auch die Ernährungsweise hat hierauf Einfluß.

In eine interessante rhythmische Wechselwirkung treten das Eiweiß und das Eisen zueinander. Sie sind in gewisser Weise Antagonisten. Das Eiweiß dient dem Leben, dem Wachsen und der Regeneration, es ist quellender Natur und Träger der Bildekräfte. Das Eisen formt das Lebendige und stellt es in den Dienst der Bewußtseinsentfaltung. Mit Hilfe des Eisens werden im menschlichen Organismus Substanzen gebildet, die Träger des selbstbewußten Geistes sein können. Diese Substanzbildung darf nicht von den Lebenskräften beherrscht werden.

Im menschlichen Blut besteht nun ein bestimmtes Verhältnis von Eiweiß und Eisen. Ist dieses stets gleich, oder sind Schwankungen zu beobachten? Wenn ja, in welcher Art sind sie? Finden wir bei ihnen einen ähnlichen tagesperiodischen Charakter wie bei anderen rhythmischen Ordnungen?

Es überrascht uns nicht: In den Morgenstunden ist der Quotient zugunsten des Eisens verschoben, gegen Abend tritt das Eiweiß mehr hervor. Darin drückt sich wohl aus, daß am Morgen unser Organismus auf aktiven Einsatz eingestellt ist; der junge Tag bringt Klarheit und waches Bewußtsein. Wenn die Nacht herannaht, setzt Regeneration mit organischer Aufbauphase ein. Die Gedanken neigen dazu, ihre festen Konturen zu verlieren und sich ins Unbestimmte hinein zu lösen.

Der Mensch ist in diesen periodischen Wechsel nicht zwanghaft eingespannt. Er hat die Freiheit, auch des morgens zu träumen und am Abend scharf zu denken. Doch wird ihm beides vielleicht besser gelingen, wenn er es zu seiner Zeit unternimmt.

Die Werte von Eisen und Eiweiß sind durch einen übergeordneten Stoffwechsel bestimmt. Im strömenden Blut zerfallen ständig rote Blutkörperchen, aus denen das Eisen frei wird. Es wir zunächst von der Leber aufgenommen in einer Phase der Assimilation und dann wieder abgegeben in einer sekretorischen Phase, die entweder zur Gallenbildung führt oder zur Blutbildung im Knochenmark.

Wie wir sahen, läßt sich in der Leber eine assimilatorische Phase der Glykogenanreicherung und eine Phase der Gallensekretion unterscheiden. Beide verlaufen parallel den tagesperiodischen Schwankungen des Eisens.

Anders verhält es sich beim Eiweiß. Die Leber nimmt dieses nicht zur Nacht auf und speichert es wie das Glykogen, vielmehr wird es in einer organischen Aufbautätigkeit am Abend und zur Nacht im Serum erst neu gebildet. Damit werden die inneren Regenerationsvorgänge, die dem Leben dienen, eingeleitet. Zum Morgen hin ist der Organismus mehr auf die Verdauungsprozesse im Magen-Darmbereich, auf die sekretorische Phase des Eiweißabbaus eingestellt. Daher bevorzugen wir eine eiweißhaltige Kost nur bis 15 Uhr.

Wie wirken nun die rhythmischen Prinzipien bei der Krebskrankheit? Schon die Tatsache, daß die Krebszelle nicht atmet, drückt aus, daß sie vom Rhythmus des Organismus ausgeschlossen ist; sie hat an den rhythmischen Vorgängen keinen Anteil. Der eigentlichen Bildung der Krebsgeschwulst geht jedoch ein langsamer Prozeß der Zellentartung mit zunehmendem Abgleiten in eine Phase ohne Rhythmus voraus. Es ist also zur Verhütung der Krebskrankheit von Bedeutung, alle rhythmischen Prozesse zu aktivieren. Dann besteht die Aussicht, daß es den übergeordneten Kräftewirkungen gelingen kann, alle Zellen in der Ordnung der Ganzheit, die ja immer rhythmisch gestimmt ist, zu halten. Das ist auf verschiedenste Weise möglich. Hier soll die Frage interessieren, inwieweit diese Prozesse durch Ernährung zu beeinflussen sind.

Die rhythmischen Prozesse im Menschen werden am günstigsten aktiviert durch Nahrungspflanzen, die im Einklang mit kosmischen Rhythmen angebaut wurden. Wenn Saat, Pflanzung, Bodenbearbeitung und Ernte zu einem Zeitpunkt erfolgen können, an dem die kosmischen Konstellationen für die jeweiligen Kulturen günstig sind, werden die Bildekräfte der Pflanzen in heilsamer rhythmischer Weise gewoben, und es entsteht eine Nahrungsqualität, die im menschlichen Organismus entsprechende Regsamkeiten impulsiert. Andererseits sind Pflanzen, die auf einem Boden mit mineralischem Dünger gezogen werden, so derb und fest, daß sie auf den Einfluß kosmischer Rhythmen nicht mehr reagieren. Sie können daher auf die rhythmischen Prozesse im Menschen nicht in gleicher Weise ansprechen wie die biologisch-dynamisch angebauten Produkte[23].

Das menschliche Organ, das die Rhythmen der Nahrung zunächst auffängt und sie dann in den Eigenrhythmus des menschlichen Ätherleibes überführt, ist die Milz. Sie wird, einer alten esoterischen Tradition entsprechend, dem Saturn zugeordnet. Der Saturn bringt schon in seinem Ring eine besondere Funktion zum Ausdruck: Er schafft um unser Sonnensystem herum eine Sphäre, die Einflüsse aus anderen Sternenwelten abfängt. Dadurch kann unser Sonnensystem einen eigenen Rhythmus entfalten und bewahren.

In gleicher Weise wirkt im Menschen die Milz. Ihre Tätigkeit umfaßt vorwiegend den ätherischen Bereich; denn Rhythmus ist ja eine Eigenschaft des Lebendigen, eine Bewegung, eine Schwingung, eine Art Tönen, die aus dieser Sphäre ordnend und gestaltend in die Welt der sichtbaren Erscheinung hereinwirkt. Durch die starke ätherische Seinsform der Milz ist es möglich, daß das physische Organ ohne schädliche Folgen operativ entfernt werden kann, wie es nach einem Unfall bisweilen nötig ist. Es wird dann aus dem Bereich des Ätherischen heraus durch Ausbildung einer sogenannten Nebenmilz die Funktion weiterhin aufrecht erhalten.

Nach der Nahrungsaufnahme setzt sich die Milz mit dem inneren Rhythmus der Nahrungsmittel auseinander und gleicht ihn bis zu einem gewissen Grad dem individuellen Rhythmus des Blutsystems an. Dabei vergrößert sich die Milz und schwillt erst nach Stunden wieder ab.

Die Milz hat auch die Aufgabe, Unregelmäßigkeiten bei der zeitlichen Einnahme der Mahlzeiten auszugleichen. Durch die Unsitte, regellos zwischen den Mahlzeiten etwas zu naschen, wird sie besonders bei Kindern überfordert und damit das ganze rhythmische System des Menschen geschädigt. Dagegen stärkt es die Milz, wenn die Mahlzeiten regelmäßig in rhythmischer Folge eingenommen werden.

Der Übergang von der eigentlichen Verdauungstätigkeit in die Zirkulationstätigkeit, der durch die Milz vermittelt wird, stellt für den Organismus immer eine besondere Beanspruchung dar. Rudolf Steiner sagt darüber[24]): „Was ist eigentlich Verdauungstätigkeit? Sie ist Stoffwechseltätigkeit, die nach dem Rhythmischen hin stößt, nach dem Rhythmischen hin sich entfaltet. Verdauungstätigkeit ist Stoffwechsel, der aufgefangen wird vom Rhythmus der Zirkulationsorgane." Das geschieht vor allem in der Gewebsflüssigkeit. Und hier liegt das eigentlich ernährende Prinzip: „Es ist nicht richtig, wenn man glaubt, daß nur die Zufuhr der Nahrungsmittel es ist, die das menschliche Leben unterhält. Sondern die lebendige Tätigkeit des lebendigen Kräftespieles in der Gewebsflüssigkeit ist das wirklich Ernährende." In der Gewebsflüssigkeit aber haben wir die Wirksamkeit der Milz zu suchen.

Bei diesen Vorgängen spielt indessen auch die bewußte Zuwendung des Menschen beim Schmecken der Nahrung eine wesentliche Rolle. H. Glatzel hat festgestellt[25]: bei einer ungewürzten Speise war eine Belastung des Herzens durch Erhöhung der bei jedem Pulsschlag zuströmenden Blutmenge zu verzeichnen. Diese vermehrte Blutzufuhr entfiel, wenn die Speise gut gewürzt und intensiv geschmeckt wurde.

Für einen lebendigen Ausgleich der Rhythmen zwischen dem Bauch- und Brustraum sorgt das Zwerchfell. Es bewegt sich im Zuge der Atmung und berührt mit diesem Rhythmus die Darmbewegung. Das läßt sich therapeutisch nutzen durch eine leichte Darmmassage mit Anpassung an die Zwerchfellbewegung. Da viele Menschen vorwiegend eine Hochatmung durchführen und ihr Zwerchfell weitgehend erschlafft oder verkrampft ist, fehlen diese rhythmischen Impulse für den Darm. Störung der Darmbewegung mit unzureichender Resorptionsfähigkeit und Obstipation ist die Folge.

Der Jahreslauf

Zu den großen rhythmischen Ordnungen gehört die Periodik des Jahreslaufs. Wie sich die Natur im Jahreslauf wandelt, so ist auch der menschliche Organismus auf den Rhythmus von Frühling, Sommer, Herbst und Winter gestimmt. Das erfordert eine entsprechende Ordnung der Nahrung, die sich in unseren Breiten meist aus dem ergibt, was die Natur spendet. Darüber hinaus ist durch Vorratshaltung und Konservierung ein gewisser Ausgleich möglich.

Der Frühling

Auf den gesundheitlichen Aspekt des Frühlings weist schon der Name des Monats Februar. Er ist abgeleitet von dem lateinischen Wort febris, das heißt zu deutsch: Fieber, Reinigung. Eine alte, weisheitsvolle Erkenntnis liegt in dieser Benennung: Der Mensch ist aufgerufen, rechtzeitig in seinem Organismus „Frühjahrsputz" zu machen. Was sich im Winter an „Staub", an „Schlacken" angesammelt hat, muß nach draußen befördert werden. Dem trägt auch der alte Brauch der Fastenzeit Rechnung, die nicht nur eine religiöse, sondern auch eine gesundheitliche Bedeutung hat. Es braucht nicht gleich eine radikale Fastenkur zu sein; man reduziert die Eiweiß- und Fettmenge; Fleischesser lassen ihr Fleisch und auch die Fische ganz fort. Dafür erscheint im Speiseplan reichlich Rohkost – vielleicht einige Tage ausschließlich, zusammen mit Sauermilchprodukten. Zur Reinigung in Form eines kräftigen Durchschwefelns eignen sich auch Zwiebeln, Knoblauch, Meerrettich, Schnittlauch und Rettich.

Wenn dann nach einigen Wochen das erste Grün aus der Erde hervortreibt, bereichern wir unsere Mahlzeiten mit manchen kostbaren Gaben der Natur: Brennessel, Löwenzahn, Giersch, Sauerampfer und viele andere Kräuter beleben den Stoffwechsel und regen die Blutbildung an. Das alte Volkslied „nach grüner Farb' mein Herz verlangt" gilt auch für die Ernährung. Doch Vorsicht beim Sammeln! Sorgsam alle Bereiche meiden, in denen Gifte gespritzt worden sind. Das Giftsprühen ist leider verbreiteter als man ahnt.

Bald kommt auch die Zeit, wo die jungen Birken grünen und der Mensch, hauptsächlich der ältere, sich durch eine Kur mit Birkenelexier erfrischen kann. Die Entschlackungskuren im Frühjahr ermöglichen dem Organismus ein neues Werden. Dabei sind Formprozesse, insbesondere solche des Kiesels, anzuregen, wozu sich vorzüglich die Getreideernährung eignet. Einen neuen Kräftezustrom nach der Reinigung bewirken auch Milchprodukte, vor allem gesäuerte. Der Honig aber ist das ganze Jahr hindurch heilsam für den Menschen.

Der Sommer

Im Sommer entfaltet sich das Grünen und Blühen zu seiner vollen Höhe. Nun atmet die Erdenseele ganz aus und gibt sich den Kräften des Kosmos hin. Dabei ist ein Prinzip wirksam, das die Alchimisten als „sulfurisch" bezeichneten. Sie verstanden darunter alles, was, sich auflösend, dem Umkreis zustrebend, der Wärme verwandt und feuriger Natur ist. Im Schwefel (Sulfur) sehen wir die irdische Substanz, die dieses Prinzip in reiner Weise verkörpert. Was sich im Blühen verströmt und den Erdenraum mit den sommerlichen Düften und Aromen erfüllt, was die Farben so satt und glanzvoll erstrahlen läßt, was uns mit wohliger Wärme einhüllt, ist Ausdruck des Schwefelwirkens.

Auch der Mensch ist im Sommer an die Umwelt hingegeben. Auch er verströmt sich gerne in der sommerlichen Wärme und dem Leuchten der Natur; auch in ihm wirken Schwefelprozesse. Aber er darf sich ihnen nicht ganz überlassen, denn dann müßte er zum Weltenträumer werden, sein klares Bewußtsein würde sich trüben. Das Eisen – ein Hauptbestandteil des menschlichen Blutes – hilft, solche übermäßigen Schwefelprozesse zu beherrschen.

Welche Nahrung werden wir nun im Sommer wählen? – Die Schwefelprozesse, die im menschlichen Organismus bis zu einem gewissen Grade naturgemäß sind, bedürfen jetzt einer Stütze im Stoffwechselbereich durch die Ernährung. – Vieles, was uns die Natur im Sommer schenkt, eignet sich zu diesem Zweck, denn es ist ja von Schwefligem durchwirkt. Doch werden wir Zwiebeln und andere stark sulfurischen Würzen sparsam verwenden, damit die Schwefelprozesse nicht zu sehr angeregt werden.

Um dieser Gefahr durch die Ernährung zu begegnen, sorgen wir für die Zufuhr von Eisen. Eine der bedeutsamsten Eisenpflanzen ist die Brennessel. Wir können sie getrost auch noch im Sommer verwenden, wenn wir sie abbrühen oder sanft kochen sowie mit Rahm und Gewürzen wie Muskat geschmacklich aufwerten; auch läßt sie sich roh unter die Würzkräuter mischen. Auch die Körnerfrüchte regen den Eisenstoffwechsel an. Im Sommer bevorzugen wir die „blütenhafte" Hirse sowie Hafer, Reis, Buchweizen und Gerste.

Obst- und Beerenfrüchte sind die beliebteste Speise des Sommers. Wir verzehren sie mit Milchprodukten, besonders mit Sauermilch, durch die das Zuckerbedürfnis geringer ist als mit süßer Milch. Wenn es trotzdem noch nicht süß genug ist, vermeiden wir den raffinierten Zucker und süßen mit Honig, Malzextrakt, Sirup oder Frucht-Dicksäften.

Der Herbst

Der Herbst ist die Zeit der Reife und der Ernte. In den Kirchen werden jetzt als Zeichen des Dankes gegenüber den göttlichen

Schöpfermächten Früchte, Getreide und andere Erzeugnisse des Feldes vor den Altar gelegt. Mit dieser Geste sollten wir uns immer verbinden, wenn wir Nahrung zu uns nehmen, in Ehrfurcht vor dem Lebendigen, das uns zur Ernährung dient.

Der Herbst beschert uns vor allem die Früchte; Äpfel, Birnen, Pflaumen, Aprikosen, Pfirsiche, Weintrauben und manche andere Köstlichkeiten erfreuen uns durch ihre Frische und ihr Aroma. Unser Organismus bedarf jetzt dieser Anregung, damit er gerüstet ist, wenn der Winter mit seiner Kälte naht. Freilich werden wir auch einiges für die dunkle Zeit konservieren. Neben der fachgemäßen Aufbewahrung von Lagerobst bietet sich als beste Methode das Darren an.

Wie wirkt die Ernährung mit Früchten auf den menschlichen Organismus? Der gesamte Stoffwechsel wird durch sie in Bewegung gebracht, insbesondere wird der Eiweißaufbau in den Bauchorganen angeregt. Die eigentlichen Nährsubstanzen Eiweiß und Fette sind zwar stofflich nur in geringer Menge vorhanden, wirksam ist aber in den Früchten die Dynamik des Lebendigen: die Sonnenwärme, die sich mit ihnen verbunden hat und die aromatische Süße, die wir ihr verdanken. Das kommt inbesondere bei biologisch-dynamischer Pflege des Bodens und der Pflanzen voll zur Ausbildung.

Zu den Kostbarkeiten des Herbstes gehören auch die Nüsse. Die Haselnuß ist eine rechte Nervennahrung. Daher empfiehlt es sich, den Kindern jeden Morgen etwa sieben Haselnüsse für das Schulfrühstück zu geben.

Die Samen einiger Pflanzen wie Olive, Distel, Sonnenblume, Raps und Lein liefern uns hochwertige Öle, die im Herbst bis in den Winter hinein die Wärmeprozesse im menschlichen Organismus anfachen.

Hier begegnen wir besonders eindringlich dem Grundmotiv der Ernährung in dieser Jahreszeit: Durchwärmung, Anregung zur inneren Beweglichkeit. Ist das nicht eine Forderung auch an das Seelenleben des Menschen, droht nicht heutzutage vorwiegend der kalte Intellekt alles zu bestimmen, so daß Kälte sich ausbreitet? Droht nicht die Wärme des Herzens mehr und mehr zu verkümmern und die Seele zu erstarren?

So führt Ernährung , richtig verstanden, kein Sonderdasein, sondern ist einbezogen in die heilenden Impulse unseres gesamten menschlichen Lebens.

Der Winter

Im Winter nimmt die Erde alles Leben in sich zurück, sie hat gewissermaßen eingeatmet. Die Kräfte, die sich im Frühling und Sommer im Grünen der Pflanze entfalteten, sich in der Blüte nach außen verströmten, im Herbst die Frucht- und Samenreifung bewirkten, sind nun in den Schoß der Erde zurückgekehrt. Hier herrscht ein reges Bodenleben, das vor allem den Mineralstoffwechsel ergreift. Wir sprechen in diesem Zusammenhang, wiederum anknüpfend an Erkenntnisse der mittelalterlichen Alchemie, von Salzprozessen. An ihnen nimmt die Pflanzenwelt in der Erde regen Anteil, wie beispielsweise das Wintergetreide. So sendet der Roggen seine Wurzeln bis zu 1,50 m in die Tiefe. Dort ist es stets warm, und die Mikrobenwelt ist ungeheuer lebendig, auch wenn es droben klirrend frostet.

Und im Menschen? Die Pflanzenwurzel ist mit ihren mineralischen Kräften dem menschlichen Haupte verwandt. Denn das Haupt ist der festeste, am stärksten mineralisierte Körperteil. Auch die Denktätigkeit stützt sich auf Salzprozesse im Gehirn. Im Winter läßt es sich am besten denken, dann sind die Sinne hell und klar. Viele Tiere halten in dieser Zeit ihren Winterschlaf, aber der Mensch ist jetzt durch das Geschehen in der Natur besonders aufgerufen, zu wachen und in Selbsterkenntnis und Selbstverantwortung geistig gegründete Urteile zu bilden.

Unser Grundnahrungsmittel Getreide unterstützt durch seine Beziehung zum Licht und seine ausgeprägte Mineralisierung diese Prozesse. Ähnliches gilt für die Wurzelgemüse, die uns ja in vielen Varianten zur Verfügung stehen. Doch auch andere Gemüse, Salate und Früchte, die im Winter anfallen oder im Herbst eingelagert wurden, ergänzen unseren Speiseplan. Sie haben an den Winterprozessen Anteil, auf die der menschliche Organismus eingestimmt ist. Dies trifft insbesondere auch zu für den Winterapfel. Wir begrüßen es, wenn unsere Speisefolge bereichert wurde durch manches, was aus den Ernten von Sommer und Herbst konserviert werden konnte, vor allem auch milchsaures Gemüse und Dörrobst. Der Honig ist ebenfalls eine willkommene Gabe aus sommerlicher Zeit. Bisweilen erfreuen wir uns aber auch an Orangen von biologischer Qualität. Bei allem sollte indessen der Stil der Jahreszeit gewahrt werden. Erdbeeren aus der Tiefkühltruhe im Winter muß man da in Frage stellen. Ein gesunder Instinkt wird uns dazu führen, die Nahrung so zu wählen, wie es dem Rhythmus der Jahreszeit entspricht.

Das alles ist für den Krebskranken und im Sinne der Krebsvorsorge von größter Bedeutung. In den rhythmischen Prozessen liegen die entscheidenden Kräfte, um die Organbereiche in die Ordnung der Ganzheit wieder einzufügen.

XI. DAS GETREIDE IN DER KREBS-DIÄT

Als Grundnahrungsmittel kommt dem Getreide eine hervorragende Bedeutung zu. Welchen Platz gewinnt es bei der Krebsvorsorge und Krebs-Diätetik? Ist es in der Lage, Gegenkräfte zu aktivieren, wenn Gewebe von der Schwere der Physis überwältigt, den ätherischen Bildekräften zu entfallen drohen? (s. Kap. II).

Betrachten wir das Reifen des Korns. Im ersten Stadium der Milchreife ist der Same noch weich und saftig, er befindet sich in einem „milchigen" Zustand, er enthält noch wenig Mineralstoffe. Dann aber vollendet sich in der Wärme der Sommersonne der Reifungsprozeß. Nun trocknet die Samensubstanz aus: Stärke, Eiweiß und Fettsubstanzen verfestigen sich, es werden Mineralien eingelagert wie Kalk, Phosphor, Magnesium und Kieselsäure. Die mineralisierenden, erstarrenden Kräfte scheinen die Oberhand zu gewinnen. Man spricht ja in dem letzten Reifestadium auch von Todreife.

Und doch bleibt das Leben im Korn erhalten. Ja, weit mehr: das Korn wird zu einem unvergleichlichen Lebensmittel, weil die ätherischen Bildekräfte mit der Sonnenstrahlung so machtvoll in die Substanzwelt eingezogen sind, daß sie die Mineralisierung beherrschen und verhindern, daß die Substanzen in die Schwere sinken. Wie lebendig ein Korn ist, tritt bei der Keimung in Erscheinung. Dann werden die verfestigten Mineralsubstanzen aufgelockert und gelöst, es bahnt sich ein neuer Aufstieg des Lebens an. Es ist gelungen, Körner, die den Toten in den ägyptischen Pyramidengräbern beigegeben wurden, heute, das ist nach über 4000 Jahren, noch zum Keimen zu bringen. Welch eine dynamische Kraft des Lebendigen ruht im Korn! Was die Pflanze hier leistet und uns so deutlich vor Augen führt, beruht auf einem Prozeß, der geeignet ist, die Disposition zur Krebskrankheit zu überwinden: Schwere wird aufgehoben, die Substanzen werden in die Dynamik des Lebendigen aufgenommen.

Dieser Nahrungseffekt durch Getreide ist jedoch nicht ohne weiteres gegeben. Die heute gebräuchlich Saatzucht, die Anbauweise mit den massiven Gaben von mineralischem Dünger und vor allem die Raffinierung des Mehls führen zu einer erheblichen Wertminderung. Es gehen durch die üblichen Herstellungsverfahren verloren an Mineralstoffen 70 – 85 %, an Spurenelementen 40 – 90 %, an wasserlöslichen Vitaminen 65 – 85 % und an Ballaststoffen 70 – 85 %. B. Thomas schreibt dazu[26]): „Die großtechnische Massenproduktion ist auf dem Gebiete der Züchtung, der Düngung und Maschinenausstattung zum Mahlen und Backen und der Herstellung von Hilfsmitteln langjährig mit riesigen Investitionen auf Endospermerzeugnisse (Weißmehl) wirtschaftlich festgelegt."

Welche Getreide werden wir im Hinblick auf das Karzinom wählen? Das wird in den einzelnen Fällen verschieden sein. Es hängt ab von der individuellen Konstitution des Menschen, seiner Verdauungskraft und der Schwere der Erkrankung.

Beim **Roggen** ist die Mineralisierung stark ausgeprägt. Das zeigt sich in der intensiven Wurzelbildung, dem hohen Wuchs und den mächtigen Ähren. Die Lichtbeziehung drückt sich in der reichen Kieselbildung aus und darin, daß der Roggen gut in großen Höhen angebaut werden kann. Roggenspeisen vermitteln dem Menschen Formkräfte und aktivieren den Lichtstoffwechsel. Auch ist durch den Kaliumgehalt eine günstige Wirkung auf die Leber zu verzeichnen.

Die **Gerste** zeichnet sich gleichfalls durch starke Kieselprozesse und die Lichtverwandtschaft aus. Sie regt daher die Nerven-Sinnesfunktionen an und fördert die Konzentrationsfähigkeit. Sehr kräftig ist im Gerstenkorn der Zuckerprozess veranlagt, wie sich in der Malzbildung zeigt. Hinzu kommt in den Randschichten der reiche Gehalt an Vitamin B 1. Dadurch kann der Zuckerstoffwechsel in den Zellen angeregt werden. Um diese diätetische Wirkung zu verstärken, empfehlen wir, die Gerste vor dem Schroten zu darren. Sie ist auch als Thermogetreide im Handel.

Im **Hafer** begegnen wir dem Getreide der nördlichen Breiten Europas. Er gedeiht am besten in der kühlen Feuchte des dortigen Seeklimas. In diesem Milieu entwickelt er einen verborgenen Feuerprozeß, der sich in einem hohen Fettgehalt ausdrückt und die Menschen, die sich vom Hafer ernähren, impulsiert. Es heißt ja auch im Volksmund, wenn einer übermütig vorprescht: den sticht der Hafer. In diesem Sinne ordnen wir ihn dem cholerischen Temperament zu. Er wirkt als Diätetikum weniger anregend auf das Nerven-Sinnessystem, also den Bewußtseinspol des Menschen, als auf das Stoffwechsel-Gliedmaßensystem im Sinne einer Durchwärmung und Aktivierung. So hat er sich auch bei Antriebsschwäche und Willenslahmheit bewährt.

Das Kohlenhydrat im Hafer hat einen insulinsparenden Effekt. Darüber hinaus wird durch den Hafer die Insulinproduktion der Bauchspeicheldrüse angeregt, also eine echte Heilwirkung beim Diabetes erzielt. Auch beim Karzinom kann diese Wirkung von Nutzen sein.

Wir darren gerne den Hafer in der Diätetik und schroten ihn dann fein. Gesüßt oder pikant ist die daraus zubereitete Speise schmackhaft und bekömmlich. Zur Entlastung des Stoffwechsels empfiehlt es sich, mehrere Hafertage einzulegen.

Die **Hirse** spricht mit ihrem aufgelockerten Fruchtstand, den gleichsam versprühenden Rispen und den winzigen, beweglichen Körnern etwas aus von ihrem Wesen und ihrer Wirksamkeit auf den Menschen. Sie ist vom Kiesel geprägt und stützt als Nahrungsmittel die Funktionen von Haut und Sinnesorganen. Ferner regt sie Wärmeprozesse an. Mit letzterer Eigenschaft gehört sie zum wesentlichen Bestandteil der Kost zur Krebsvorsorge. Auch die Kieselverwandtschaft macht sie uns in dieser Hinsicht wert (s. Kap. VIII).

Bei der Reizüberflutung als einer der Ursachen des Karzinoms kann eine Diät mit Hirse hilfreich sein (s. Kapitel III). Um die Wirkung von Rohkostkuren zu unterstützen, empfiehlt sich eine Beigabe von Hirse – natürlich gekocht – zur Salatplatte. (s. Kap. XII).

Der **Reis** hat eine enge Beziehung zum Element des Wassers. Die Reisfelder müssen überflutet werden, damit die heranwachsenden jungen Pflanzen von Wasser umspült sind. Das Korn zeichnet sich durch einen hohen Nährwert und leichte Verdaulichkeit aus. Diätetisch nutzen wir seine Eigenschaft, die Ausscheidung zu fördern und das Strömen des Flüssigkeitsorganismus anzuregen.

Der **Mais** ist in der Diätetik dadurch von Bedeutung, daß er frei von Kleber ist. Es läßt sich zwar aus reinem Maismehl kein Brot backen, aber Produkte aus Mais gelten als unentbehrliches Diätetikum bei Allergien gegen Getreideeiweiß.

Alle Originalgerichte aus Mais werden stark gewürzt. Dadurch soll dieses Getreide, das in seinem gigantischen plumpen Wuchs und dem massiven, im Blattbereich gelagerten Fruchtstand eine starke Erdverbundenheit demonstriert, aus seiner Schwere erlöst werden.

Die Analyse des Maiskorns ergibt auf der anderen Seite einen großen Reichtum an Karotin. Wir erfreuen uns an der goldgelben Farbe von Maisgerichten.

Der **Weizen** nimmt unter den Getreiden die harmonische Mitte ein. Er ist leicht verdaulich und nährt alle Organbereiche gleichmäßig. Zusammen mit dem Roggen ist er das eigentliche Brotgetreide. Zur Keimdiät und zum Frischkornmüsli wird der Weizen von vielen bevorzugt.

Die Getreide lassen sich vielfältig kombinieren mit Gemüse, Salaten, Früchten und Milchprodukten. Sie bedürfen zur Ergänzung der Gewürzkräuter, auch fügen wir gerne nach dem Kochen ein edles Öl hinzu.

XII. PRAKTISCHE RICHTLINIEN

Aus den vorangegangenen Darstellungen lassen sich grundsätzliche Richtlinien sowohl für die Ernährung des Krebskranken als auch zur Vorsorge ableiten. Mancherlei praktische Hinweise wurden schon erwähnt; sie sollen hier noch einmal zusammengefaßt und ergänzt werden.

Anbau und Verarbeitung pflanzlicher Nahrungsmittel

Als Grundregel gilt: wenn irgend möglich, nur Produkte wählen aus biologisch-dynamischem Anbau, also in „Demeter"-Qualität. Sind sie nicht zu erhalten, werden wir uns mit biologisch angebauten Erzeugnissen zufriedengeben. Was auf mineralisch gedüngtem Boden gewachsen ist, wird jedoch streng gemieden, ebenso Nahrungspflanzen, die mit chemischen Spritzmitteln behandelt wurden. Auch alles was mit Frischhaltemitteln, chemischen Konservierungsmitteln, Stoffen zur Schimmelverhütung und Schönung, künstlicher Aromabildung behaftet ist, wird abgelehnt. Zuweilen hört man den Einwand: „Wo ich wohne, gibt es keine biologisch einwandfreien Lebensmittel. Da bin ich auf die übliche Marktware angewiesen." Wer sich energisch umschaut und nicht so leicht aufgibt, findet heute fast immer eine Quelle für einwandfreie Nahrungsmittel. Bei dem Ernst der Krebserkrankung sollte schließlich keine Mühe gescheut werden. Kontaktadressen kann man – mit frankiertem Rückumschlag – beim Demeterbund (7000 Stuttgart-Sillenbuch, Wellingstr. 24) erfragen.

Nun soll auf die praktische Anwendung einzelner Lebensmittel eingegangen werden.

Das Getreide

Über die Zubereitung von Getreide gibt es eine ausführliche Literatur[27)28)]. Einige prinzipielle Angaben: Bei der Normalkost ist das Getreide entweder als ganzes Korn oder frisch geschrotet zu verwenden. Es sollte aufgeschlossen werden durch vorheriges Einweichen (3 – 10 Stunden), anschließendes Garen bei milder Hitze und einen Prozess des Nachquellens.

Will man das Getreide in Form von Müsli *roh* geben, stehen Flokken zur Verfügung, die ja bereits einem Wärmeprozeß unterzogen wurden. Oder wir darren das Getreide vor dem Schroten. Dann braucht es nur eingeweicht zu werden. Das Darren entspricht einem Nachreifen auf dem Halm. Bei Kranken ist das Getreide nur nach Absprache mit dem Arzt roh zu verzehren.

Darren: Die Körner werden genetzt, d.h. angefeuchtet und in dünner Lage auf einem Backblech ausgebreitet. Bei etwa 70° werden sie im Backofen eine Stunde erhitzt. Die Körner sollen nicht stärker verfärbt sein; es entströmt ihnen ein angenehm würziger Duft.

In dieser Weise vorbehandelt, läßt sich auch der Hafer gut schroten, der durch seinen hohen Fettgehalt manche Mühlen verklebt.

Gedarrtes Getreide in Demeter-Qualität ist als „Thermo"-Getreide im Handel.

Gekeimtes Getreide: Im Handel sind für das Keimen der Körner die Bio-Snack-Geräte erhältlich. Eine Gebrauchsanweisung liegt bei. Nach der ursprünglichen Methode werden die Körner auf einer großen Schale in dünner Schicht eingeweicht mit der doppelten Menge Wasser bei kühler, unter 15 Grad liegender Temperatur. Nach 36 Stunden ist im Quellvorgang das Wasser aufgesogen. Dann werden die Körner auf einem mit Mull bespannten Rahmen ausgebreitet, nicht mehr als 2 Körner übereinander. Bei etwa 17 Grad läßt man dann 2–3 Tage keimen. Damit immer die ausreichende Feuchtigkeit vorhanden ist, besprizt man die Körner öfters mit einem Wasserzerstäuber.

Das Keimgetreide wird roh verzehrt, je nach Geschmack mit einem Zusatz von Honig, Nüssen, Sauermilch, geriebenem Apfel oder frischen gehackten Kräutern.

Das Brot: Das menschengemäßeste Nahrungsmittel ist das Brot. Es erfüllt uns mit ernster Sorge, daß dieses Urbild unserer Nahrung durch die heute üblichen Herstellungsverfahren stark entwertet wird. Der gängige Müllereibetrieb mit den Stahlwalzen und der Weißmehlgewinnung – vom Saatgut, der Anbauweise und Lagerung des Korns abgesehen – führt zu einer erheblichen Wertminderung.

Bei den gebräuchlichen Backverfahren werden zudem Kunstsauer – ein chemisches Produkt – und Preßhefe verwendet. Ein sehr fragwürdiges Verfahren, das die arbeitsaufwendige Sauerteigführung abkürzt, das Getreide aber unzureichend aufschließt. Hinzu kommt eine weitere Entwertung des Brotes durch Schimmelverhütungsmittel[29]).

Es ist darum zur Durchführung einer Krebsdiät und zur Vorsorge dringend nötig, die üblichen Brotsorten zu vermeiden und sich um eine gute Brotqualität zu bemühen. Die Demeterqualität garantiert nicht nur eine besondere Pflege des Korns vom Anbau her; es werden beim Demeter-Brot auch Backverfahren angewandt, die das frisch gemahlene Getreide voll aufschließen.

Viele ernährungsbewußte Menschen backen zudem ihr eigenes Brot. Dazu gibt es zahlreiche praktische Anweisungen[29]). Zur Brotbereitung mischen wir gerne auch die vier heimischen Getreidearten: Weizen, Roggen, Gerste und Hafer.

Für die sonstige Zubereitung wählen wir ein Getreide allein, denn jede Art verlangt eine besondere Zubereitung und enthüllt dann auch ihr Eigenwesen, das wir bei der Mahlzeit erleben wollen.

Gewürze

Die Gewürze sind als Licht- und Wärmeträger ein wertvoller Bestandteil der Krebs-Diät. Sie haben mit der Bildung von ätherischen Ölen, Harzen und Aromastoffen den Blütenprozeß in die anderen Teile der Pflanze wie Blatt, Stengel oder Wurzel und Samen hineingenommen. So sind sie geeignet, das Getreide zu ergänzen, das ja aromatisch wenig getönt ist. Auch regen sie die Verdauungstätigkeit an, vorausgesetzt, daß sie aufmerksam geschmeckt werden.

Milch und Milchprodukte

Im Hinblick auf das Krebsgeschehen empfiehlt es sich, auf die übliche Konsummilch zu verzichten und sich auf *Sauermilchprodukte* zu beschränken.

Ein ideales Sauermilchgetränk ist die reine *Buttermilch*. Bei der Verbutterung von Rahm als Nebenprodukt gewonnen, enthält sie nur 0,1 – 0,3 % Fett, aber nahezu alle Mineralsalze und das gesamte Milcheiweiß. *Kefir* ist eine im Geschmack spritzige Sauermilch. Zu ihrer Herstellung werden sogenannte Kefirknöllchen verwendet, die u. a. aus Hefepilzen bestehen. Sie erzeugen geringe Mengen an Kohlensäure und Alkohol in einer Stärke von 0,2 – 1 %. Das kann bedenklich sein!

Bioghurt ist mit Hilfe besonderer Milchsäurebakterien gewonnen, insbesondere dem im menschlichen Darm vorkommenden Lactobazillus Acidophilus. Ein ebenfalls sehr zu empfehlendes Sauermilcherzeugnis ist die *Schwedenmilch*, die mit einer besonderen Bakterienkultur aus Skandinavien geimpft ist. Sie erfreut durch eine angenehm rahmige Konsistenz.

Quark ist ein vielseitig zu verwendendes Sauermilchprodukt. Die übliche Marktware ist meist durch mechanische Maßnahmen der Eindickung in ihrer Lebensqualität gemindert. Daher sollte man um Demeterqualität bemüht sein. Noch besser: man bereitet sich den Quark selbst. Dabei gewinnt man zudem noch *Molke*, die sich auch beim Brotbacken verwenden läßt. *Käse* möglichst von Demeterqualität, keine Schmelzkäse, wegen des Phosphatgehaltes. Abgelagerte Käse, die frei von Nitraten sein sollten, bevorzugen.

Die Gemüse

Um die einzelnen Arten von Gemüse in der Diätetik sinnvoll einsetzen zu können, orientieren wir uns an dem Bild der dreigegliederten Pflanze und unterscheiden:

1. Wurzel- und Knollengemüse
2. Gemüse von Blatt und Stengel
3. Gemüse aus der Blüten- und Fruchtregion.

Zur ersten Gruppe gehören Wurzeln wie Möhren, Steckrüben, Pastinaken, Schwarzwurzeln, Rote Bete, Sellerie, Rettich, Teltower Rübchen. Zu den Knollen: Topinambur, Kartoffeln. Wie an früherer Stelle bereits begründet, vermeiden wir die Kartoffeln bei der Krebsdiät.

In der zweiten Gruppe sind gebräuchlich die Blattgemüse Spinat, diverse Kohlarten, Fenchel, Blattsalate und die Stengelgemüse Chicoree, Lauch, Spargel, Mangold, Rübstiel, Kohlrabi.

Zur dritten Gruppe gehören als Blütensprossen Blumenkohl, Rosenkohl, Brokkoli, Artischocke, sowie als unreife Fruchthüllen grüne Erbsen, grüne Bohnen, als Früchte Kürbis, Gurken, Zuchetti, Melonen.

Tomaten sind bei der Krebs-Diät verboten, ferner üben wir Zurückhaltung gegenüber Paprika und Auberginen als Nachtschattengewächsen. Von den Leguminosen gehören die weißen Bohnen, Linsen und die unfermentierte Sojabohne nicht in die Krebsdiät wegen des massiven Eiweißprozesses.

Pilze sind für die menschliche Ernährung ungeeignet. Ihr lichtloses, überstürztes Wachstum geht leicht in giftigen Zerfall über und erinnert uns an die Geschwulstbildetendenz.

Die drei Bereiche der Pflanze entfalten jeweils besondere Qualitäten und nehmen in unterschiedlicher Weise mit ihrer Umwelt Beziehungen auf. Die Blüte mit Frucht und Samenbildung entwickelt am stärksten eine Stoffwechseltätigkeit und ist der wärmste Teil der Pflanze. Die Wurzel hingegen verbindet sich mit dem dunklen, feucht-kühlen Erdreich und setzt sich dort mit dem mineralischen Element auseinander. Zwischen diesen beiden polaren Gegensätzen des Oben und Unten vermitteln Blatt und Stengel. Hier atmet die Pflanze, hier ist der Säftekreislauf ausgebildet.

Beim Menschen können wir ähnliche Funktionsbereiche unterscheiden. Wir finden im Brustraum eine atmende Mitte, in der auch der Flüssigkeitskreislauf sein zentrales Organ besitzt. So entspricht der mittlere rhythmische Bereich im Menschen der Blatt-Stengelregion. Die Bewußtseinsentfaltung im Haupt stützt sich vorwiegend auf feine Salz-Mineralisierungsprozesse; beim Denken müssen wir einen kühlen Kopf bewahren. Diese Eigenschaften erinnern uns an den Wurzelbereich der Pflanze. Das Stoffwechselsystem mit seiner Wärmeaktivität weist uns schließlich auf Blüte und Frucht. (Abbildung s. S. 10).

Derartige Gedanken sind kein müßiges Spiel mit Allegorien, sie können uns anregen, eine Ernährungspraxis darauf zu gründen. Denn mit Wurzelgemüse lassen sich Tätigkeiten im Nerven-Sinnesbereich anregen, mit Blatt- und Stengelgemüse Herz und Lungen und mit Blüten-, Frucht- und Samenhaftem aktiviert man den Aufbau und die Funktion der Stoffwechselorgane.

Freilich werden wir uns vor einem starren Schematismus hüten und die beschriebenen Zuordnungen nicht zu eng fassen. Oft wirken ja auch verschiedene Prinzipien zusammen. So ist die Möhre zwar eine typische Wurzel; die rotgelbe Farbe und die Süße sind jedoch Kennzeichen einer Frucht, so daß wir die Möhre auch als „Wurzel-Frucht" bezeichnen können.

In der Normalkost sind wir bemüht, alle Teile der dreigegliederten Pflanze einzubeziehen. Dabei können wir etwa ein typisches Wurzelgemüse ergänzen durch das Blattelement der Petersilie, die Blütenqualität durch etwas Honig, und die Samenkräfte durch Fenchel, Kümmel, Senfkörner oder Öl zur Geltung bringen.

Bei der Krebsdiät jedoch gehen wir davon aus, welchen Funktionsbereich wir ansprechen wollen. Auf jeden Fall gilt es immer, die rhythmische Mitte zu stärken. Will man einer Verfestigung entgegenwirken, bevorzugt man Früchte und Blütenhaftes, will man die Formkraft stärken, legt man mehr Wert auf Nahrung aus der Wurzelregion. Bei allem richtet man sich nach der Konstitution des Kranken.

Milchsaure Gärprodukte

Milchsaure Gemüse: Wie schon erwähnt, haben die milchsauren Gärprodukte eine heilsame Wirkung beim Krebsgeschehen. Sie sind in guter Qualität in den Fachgeschäften (Naturata- oder Neuformläden) zu kaufen. Es empfiehlt sich aber auch, selbst Gemüse zur milchsauren Gärung einzulegen. Praktische Anleitung dafür gibt Frau Annelies Schöneck in ihrem Buch „Milchsaure Gärung zuhause"[30]).

Milchsaurer Brottrunk: Zur Unterstützung der Krebstherapie und zur Vorsorge ist der milchsauer gegorene Brottrunk von Wilhelm Kanne[31]) eine wertvolle Hilfe. Wir finden in ihm ein erfrischendes, kraftspendendes Getränk, auch gesüßt mit Honig und gegebenenfalls mit Kräutertee oder Mineralwasser; evtl. im Wasserbad angewärmt. Ein ähnliches Getränk, das unter dem Namen Kwaß bekannt ist, kann selbst bereitet werden[32]).

Die Früchte

Sie enthalten wenig Nährsubstanzen, regen aber die Stoffwechselprozesse im Innern des Organismus an. Sie haben also eine dynamische Funktion, indem sie die Erneuerungsvorgänge im Zellgewebe aktivieren. Auch wird einer Übersäuerung der Gewebe entgegengewirkt. Unter ihren Spurenelementen sind besonders das Eisen und der Kiesel hervorzuheben.

Von entscheidender Bedeutung ist die Qualität der Früchte. Ein verhängnisvolles Unwesen wird heute mit dem Einsatz von chemischen Mitteln beim Obstbau getrieben. Da durch den Einsatz von treibenden Düngern bei den Beerenfrüchten die Lagerfähigkeit leidet und der Weg vom Erzeuger zum Verbraucher oft weit ist, liegt die Versuchung nahe, die Früchte unreif zu ernten und auf ein gewisses Nachreifen bis zum Verbrauch zu vertrauen. Dadurch können sich Süße und Aroma nicht völlig entfalten.

Im allgemeinen verzehren wir die Früchte roh. Das braucht indessen nicht zur starren Regel zu werden. Denn zart gedünstet kann manche Frucht, wie zum Beispiel die Heidelbeere an Aroma gewinnen und leichter verträglich sein.

Durch das *Darren* treten Aroma und Süße oft noch stärker hervor. Das erfahren wir bei Aprikosen, Feigen und Datteln. Überhaupt ist das Trocknen als eines der besten Konservierungsverfahren, auch für Pflaumen, Apfelschnitze, Birnen oder Heidelbeeren zu schätzen. Nur müssen Trockenfrüchte vor dem Genuß stets eingeweicht werden, am besten über Nacht.

Wegen ihres Gehaltes an Atemfermenten wie Magnesium und Eisen sind zu empfehlen: Schwarze Johannisbeeren, Kirschen, rote Weintrauben, Heidelbeeren. Auch Haselnüsse nehmen wir gerne, wenn sie nicht zu alt sind. Erdnüsse dagegen lehnen wir ab, ebenfalls das aus ihnen gewonnene Öl. Sie enthalten schwer lösliche Harnsäure.

Die Fette

Die Fette haben ihre Bedeutung für die Wärmeproduktion im Organismus und für die Zellatmung. Ihre Verwendung ist daher im Hinblick auf das Krebsgeschehen aufmerksam zu beachten (s. S. 44).

Wir wählen solche Fette, die leicht Wärmeprozesse anfachen können, ohne durch „Schlacken" den Wärmehaushalt zu blockieren. Das sind Leinöl, Distelöl, Weizenkeimöl, Sonnenblumenöl, Demeteröl (Raps).

Entscheidend für die Qualität ist die Art der Gewinnung. Stets fragen wir, ob ein Öl auch kalt geschlagen, also nicht chemisch extrahiert ist, und ob es sich um eine erste Pressung handelt. Auch muß uns das Datum der Pressung interessieren. Besonders das Leinöl wird schon nach kurzer Lagerung bitter. Als Streichfett halten wir Butter für das Beste, achten aber auch auf gute Qualität. Wie hoch bemessen wir die Tagesration? Das wird individuell verschieden sein. Als Richtsatz gelten 40 – 60 g einschließlich der versteckten Fette und des Kochfettes.

Zur *Anregung* des Fettstoffwechsels im Menschen dient eine Ernährung mit viel grünem Blattsalat. Nach einem geisteswissenschaftlichen Forschungsergebnis Rudolf Steiners wird im Blatt das Fett originär gebildet. Wir können diese Aussage nachempfinden, wenn wir an den feinen Fettfilm denken, der sich an der Oberfläche von Salatblättern oder auch Kohlblättern bildet. Bei der Ernährung mit Blattsalat ist im wesentlichen ein Prozeß, eine Dynamik der Bildekräfte das ernährende Prinzip, das ausgeht von den verschwindend kleinen Fettmengen der grünen Blätter.

Der Zucker

Der weiße oder braune Industriezucker ist für den Krebskranken nicht zuträglich und gehört auch nicht in eine Kostform im Sinne einer Vorsorge. Das wurde bereits auf Seite 35 dargelegt. Das Süße allerdings kann, im natürlichen Verband der Naturprodukte belassen, notwendig und heilsam sein. Zum Süßen einer Speise bieten sich viele vortreffliche Produkte an; zum Beispiel Dicksäfte von Birnen oder Datteln, Sirup aus Zuckerrüben oder Ahorn, Sucanat (eingedickter kristallisierter Preßsaft aus dem Zuckerrohr), Honig, Trockenfrüchte. Eine reife Frucht schmeckt meist so süß, daß ein Nachzuckern nicht nötig ist. Bei vielen Menschen ist allerdings durch die Gewöhnung an übersüßte Speisen der Geschmackssinn verdorben . Da liegt, wie man heute weiß, eine echte Sucht vor[33]). Eine Entziehungskur ist nötig, die am besten auf der Basis von Vollgetreide gelingt. Synthetische Süßungsmittel sind streng zu meiden. Der Fruchtzucker ist auch ein isoliertes, durch Elektrolyse gewonnenes Kunstprodukt und hat mit den Bildekräften einer natürlichen Frucht nichts gemein.

Der Honig

Der Honig ist ein einzigartiges Lebensmittel. Bedenken wir, wie er von den Bienen bereitet wird. Sie sammeln den köstlichen Nektar der Blüten und durchdringen ihn in ihrem Organismus mit eigenen Fermenten, die dem Bienengift verwandt sind. Dadurch erlangt der Honig eine eigenartige Qualität, die ihn zu einem universellen Heilmittel erhebt. Ein Weiteres noch: Der Honig wird im Bienenstock gleich der menschlichen Bluttemperatur bei 37 Grad konstant gehalten und kommt dabei in den Waben zur Reife. Die Waben haben eine sechseckige Form, dem Bergkristall entsprechend. Das prägt den Honig (s. S. 47). Er gewinnt in den sechseckigen Waben die Formbildkraft des Kiesels und ist daher in der Krebsdiät hoch zu schätzen. Als Heilmittel beschränken wir uns jedoch auf Gaben von 1 – 2 Teelöffel täglich. Der Blütenhonig ist dem Tannenhonig wegen seiner intensiveren Lichtwirkung vorzuziehen.

Das Fleisch

Wir schon erwähnt: Das Fleisch gehört nicht in die Krebsdiät. Denn wir sollten den Eiweißgehalt niedrig halten. Auch macht der Fleischverzehr den inneren Stoffwechsel träge, so daß es leichter zu Ausfällen aus dem Bereich der Bildekräfte kommt. Die Schwere der Physis dominiert beim Karzinom und wir vermeiden alle Nahrungsmittel, die in diesem Sinn belasten.

Als weiterer Faktor kommt die sehr fragwürdige Fleischqualität hinzu. Der größte Teil der Marktware stammt aus der Massentierhaltung. Die Tiere, die zum Schlachten kommen, sind durchweg degeneriert und an Medikamente gewöhnt. Und sollten Menschen, die von der Krebsproblematik betroffen sind, nicht auch bedenken: Welch ungeheure Verschwendung wird durch Verfütterung von Getreide an das Vieh getrieben. Dabei sterben täglich Hunderttausende von Menschen auf der Welt am Hunger. Eine Verminderung des Fleischverzehrs in den Industrieländern um die Hälfte würde genug Getreide zur Deckung des Defizits in den Entwicklungsländern freimachen.

Die vielen Substanzen, die dem Futter der heranwachsenden Schlachttiere beigemischt oder als Medikament gespritzt werden, führen zu artfremden Verbildungen im Fleisch. Viele unüberschaubare Wirkungen auch im Sinne der Karzinombildung treten im menschlichen Organismus auf, wenn solches Fleisch verzehrt wird. Wer glaubt, nicht ganz ohne Fleisch auskommen zu können, sollte sich wenigstens auf Produkte vom Demeterhof beschränken, die auch als Konserven angeboten werden.

Getränke

Der Krebskranke braucht am Tag reichlich Flüssigkeit als Getränk, damit die durch Gewebszerfall entstehenden Gifte ausgeschwemmt werden können. Jedoch sollte nur schluckweise und nicht eine größere Menge auf einmal getrunken werden. Auch bei dem noch Gesunden ist es zweckmäßig, den Flüssigkeitsorganismus zu aktivieren. Dazu wählen wir geeignete Getränke wie Abkochungen von Gerste[27)][28)], Hafer oder Leinsaat sowie Buttermilch, Molke, Schwedenmilch, Gemüsebrühe, Fruchtsäfte ohne Industriezucker oder milchsaure Gemüsesäfte. Sehr zu empfehlen ist der erwähnte Demeter-Brottrunk von Kanne. Auch lassen sich mit besonders ausgewählten Teesorten heilsame Wirkungen erzielen.

Die faserreiche Kost

Viele Krebsexperten sind der Meinung, daß die industriell verarbeitete Nahrung der westlichen Welt mit vorwiegend raffinierten Produkten, die nur geringen Rohfasergehalt aufweisen (Weißmehl), für die Entstehung des Karzinoms wesentlich mitverantwortlich ist. Das stimmt zusammen mit den groß angelegten epidemiologischen Untersuchungen von Burkitt (s. S. 14), die aufzeigten, wie durch Mangel an Rohfasern in der Kost die Darmbewegung verlangsamt wurde. Es ist anzunehmen, daß durch die verzögerte Entleerung das Milieu der Darmbakterienflora geschädigt und eine dadurch bedingte Intoxikation die Entstehung der Karzinose begünstigt. Bei den Bevölkerungsgruppen wurden parallel zur Verlangsamung der Passage vermehrt Erkrankungen an Karzinom festgestellt.

Die ideale Rohfaser zur Anregung der Darmperistaltik enthält das Vollgetreide. Es handelt sich dabei um die sogenannte Hemizellulose, die weich aufquillt, einen milden Reiz für die Darmwand setzt und zudem Darmgifte und Säuren bindet.

Auf jeden Fall ist bei der Karzinose für regelmäßige, ausreichende *Darmentleerung* zu sorgen, etwa durch Kleie, Leinsaat, Dörrpflaumen, Kanne-Brotsaft.

Rohkost-Kuren

Rohkostkuren regen Stoffwechselvorgänge in der Peripherie des Organismus an; es werden Kieselprozesse aktiviert und Formkräfte wachgerufen. Die Verdauung der rohen Speisen verlangt zwar verstärkten Einsatz, aber es gilt die Regel: Wenn viel Kraft gefordert wird, kommt sie vielfältig verstärkt zurück. Doch muß der Organismus zu dieser Leistung auch fähig sein. Daher ist die reine Rohkost für den Kranken eine Heilmaßnahme, die nur unter Beobachtung durch den Arzt einzusetzen ist. Bei Überforderung der Stoffwechselleistung kann es zu einem Verfall der Kräfte kommen. Denn durch die stärkere Betonung der Prozesse in der Peripherie werden dem zentralen Substanzaufbau Kräfte entzogen.

Die Rohkost hat sich als Heilmaßnahme bewährt bei Hautkrankheiten, Diabetes, Rheuma und Gicht, Bluthochdruck sowie Schwäche der Sinnesorgane. Beim Karzinom sind die Erfahrungen unterschiedlich. Das liegt wohl an der Vielschichtigkeit dieses Leidens; es befällt Menschen jeder Konstitution und auch die verschiedensten Organsysteme. Immer wieder werden aber auch beim Karzinom Heilerfolge durch Rohkostkuren verzeichnet.

Die Gemüse-Saftkur nach Rudolf Breuß

Eindeutige Erfolge wurden auch erzielt durch Fastenkuren mit rohen Gemüsepreßsäften, kombiniert mit bestimmten Kräutertees. Diese Kuren sind von dem Heilpraktiker Rudolf Breuß entwickelt. Er empfiehlt den Saft einer Mischung von täglich 300 g Rote Bete, 100 g gelbe Rüben, 100 g Sellerieknollen und 30 g Rettich; dazu evtl. den Saft einer hühnereigroßen Kartoffel. Die Beigabe der Kartoffel stellt uns natürlich vor Probleme. Nach den Darstellungen auf S. 22 ist es ratsam, die Kartoffel bei der Karzinose zu meiden. Breuß läßt es auch frei, die Kartoffel zu wählen. Er rät, selbst zu entscheiden durch instinktives Erspüren über den Geschmack, ob der Kartoffelsaft zuträglich ist oder nicht.

Sämtliche Gemüse werden durch einen Entsafter gepreßt und anschließend noch durch ein feines Teesieb oder Leinentuch passiert, weil sich ein Satz bildet, der schlecht schmeckt und „Nahrung für den Krebs" bedeute. Die Kur dauert 42 Tage. Während dieser Zeit wird, außer Salbeitee, während 3 Wochen Nierentee (Mischung aus Zinnkraut, Brennesseln, Vogelknöterich und Johanniskraut) getrunken. Besonderen Wert legt R. Breuß ferner auf Storchenschnabelkrauttee.

Die Säfte werden in kurzen Abständen im Zusammenhang mit den Teesorten schluckweise getrunken und gut eingespeichelt[34]).

Der Rhythmus der Nahrungsaufnahme

Da der Krebskranke oft an einer unzureichenden Funktion der Verdauungsdrüsen leidet, empfiehlt es sich, ihm kleine Mahlzeiten in kürzeren Abständen zu reichen. Im allgemeinen hat es sich bewährt, zwei Stunden zwischen den Mahlzeiten verstreichen zu lassen. In schweren Fällen der Erkrankung kann jede Viertelstunde ein Eßlöffel Nahrung gegeben werden. Wird der Zustand dann besser, geht man auf Abstände von einer halben, später einer Stunde und schließlich zwei Stunden über.

Zabel[5]) berichtet von einem österreichischen Arzt namens Salzborn, der mit dieser Methode Aufsehen erregende Erfolge erzielte. Auf jeden Fall ist eine rhythmische Ordnung einzuhalten.

Wie schon erwähnt, ist es ratsam, den Leberrhythmus zu beachten, also abends das Schwergewicht auf leichtere kohlehydratreiche Speisen zu legen und morgens und mittags Fett- und Eiweißhaltiges zu bevorzugen.

Und nochmals sei die wichtige Regel vermerkt: Auch kleinste Mengen gründlich kauen, einspeicheln und aufmerksam schmecken!

Vorschlag für einen Tagesplan im Sinne der Krebsvorbeugung

Frühstück

1. Müsli aus Getreideflocken mit Honig, Nüssen, Äpfeln (Obst der Jahreszeit), Sauermilch.

oder 2. Porridge mit gleichen Zutaten.

oder 3. Das über Nacht eingeweichte frisch geschrotete Getreide wird mit dem Einweichwasser gekocht u. nachgequollen. Zutaten wie 1.

oder 4. Vollkornbrot, Butter – bei Verlangen nach Süßem Fruchtkonzentrate, Honig – Quark oder Käse, Apfel oder Obst der Jahreszeit. Als Getränk: Kräutertee.

oder 5. Quark-Leinöl-Müsli[35]).

Mittags:

1. Tasse Gemüsebrühe oder Bittertee, oder im Wasserbad erwärmt: milchsaurer Gemüsesaft bzw. Kanne-Brottrunk
2. Rohkost
3. Getreide – verschiedene Zubereitungsformen und rhythmischer Wechsel der Sorten (siehe Rezepte [27] [28])
   Gemüse zum Getreide passend oder Rohkostplatte
   Kräutersauce

Abends:

1. Schrotsuppe entweder mit Kräutern oder Dörrobst
2. Sauermilchprodukte
3. Brot, Butter, leichter Käse, Kräutertee

Als Zwischenmahlzeiten:
Kräutertee, Knäckebrot, Vollkornkekse, Obst, Nüsse, Honig, Fruchtsäfte, Sauermilchprodukte, Kanne-Brottrunk.

SCHLUSSWORT

Der Krebs ist eine Zeitkrankheit, entstanden durch die mannigfachen kränkenden Einflüsse unserer Epoche. Wer an ihm erkrankt, nimmt einen Teil des Schicksals der Menschheit auf sich. In der Überwindung dieser Krankheit verbindet er sich jedoch mit den heilenden Kräften der Welt, die hinter allem vordergründigen Geschehen wirken und für jeden erreichbar sind.

So kann die Erkrankung am Karzinom ein hoher Auftrag werden im Sinne eines Opfergangs, der individuell zu leisten ist. Jeder wird seinen ihm gemäßen Weg finden müssen. Für viele ist Heilung möglich, auf andere wartet das Schicksal eines langen Leidens, das an die Pforte des Todes führt. Auch hierbei kann durch innere Überwindung Heilung sich vollziehen, auf einer höheren Ebene.

Die rechte Ernährung hilft den Erkrankten, jene Kräfte zu befreien, aus denen das höhere Ich heilend eingreifen kann. Stets wird dazu eine ganzheitliche Therapie nötig sein, die vor allem diese geistig-seelische Entwicklung berücksichtigt. Denn sie ist letzten Endes das Entscheidende für eine Heilung im Physischen. Darum bildet auch die geistgemäße Einstellung zur Ernährung eine Grundbedingung für die Gesundung. Medikamente wie die Mistelpräparate und die bewährten Maßnahmen der Naturheilkunde können die Heilkräfte des ganzen Menschen aktivieren, auch wenn eine Operation nicht zu umgehen ist.

In dieser Schrift sollen aber auch Anregungen im Sinn einer Vorsorge für alle gegeben werden. Heutzutage muß die „normale" Ernährung einen therapeutischen Charakter tragen, da in fast jedem Zeitgenossen irgendwie die Tendenz schlummert, am Karzinom zu erkranken.

LITERATURVERZEICHNIS

[1] Rudolf Steiner „Geisteswissenschaftliche Gesichtspunkte zur Therapie" 8 Vorträge für Ärzte und Medizinstudierende, Dornach 11. – 18. April 1921

[2] Dietrich Boie „Der geistige Ursprung des Karzinoms", in „Die Drei", Verlag Freies Geistesleben Stuttgart Nov. 1976

[3] Rudolf Steiner „Geisteswissenschaft und Medizin", 20 Vorträge für Ärzte und Medizinstudenten, Dornach 21. – 23. März 1920

[4] P. Schwarz „Deutsches Ärzteblatt" 1970

[5] Werner Zabel „Die interne Krebstherapie und die Ernährung des Krebskranken", Bircher-Benner Verlag Bad Homburg v.d.H., 2. Aufl. o.J.

[6] D.G. Burkitt, J. Waldenström „Schnellere Darmpassage bei Naturkost", Frankfurt 1972

[7] Ernährungsrundbrief, Heft 36, Hrsg. Arbeitskreis für Ernährungsforschung, Zwerweg 19, 7263 Bad Liebenzell/Unterlengenhardt

[8] Beiträge der biologisch-dynamischen Landwirtschaftsmethode in der Schweiz August 1982 Stockborn, Schweiz

[9] Gerhard Schmidt „Dynamische Ernährungslehre", Band II S. 188 – 194, Proteus Verlag St. Gallen 1979

[10] Rudolf Steiner „Geisteswissenschaftliche Grundlagen zum Gedeihen der Landwirtschaft", Landwirtschaftlicher Kursus, Bibl. 327 Dornach 1979

[11] Rudolf Steiner, Vortrag in Dornach am 22. 9. 23 in „Ernährungsfragen über das Verhältnis der Nahrungsmittel zum Menschen"

[12] Gerhard Schmidt in „Mitteilungen" aus der Behandlung maligner Tumoren mit Viscum album. Sonderheft: Zur Ernährung

des Malignomkranken 3/1970 Verein für Krebsforschung Arlesheim, Schweiz

[13] Rudolf Steiner „Physiologisch-Therapeutisches auf Grundlage der Geisteswissenschaft", Vorträge in Dornach März/April 1924

[14] J. Kuhl „Eine erfolgreiche Arznei- und Ernährungsbehandlung gutartiger und bösartiger Geschwülste", 1962 Humata Verlag, Freiburg i. Br.

[15] Otto Wolff „Die Milchsäure in Wachstum und Gestaltung" in „Mitteilungsblatt des Vereins für Krebsforschung", Arlesheim, Heft VII/VIII Febr. 1955

[16] Rudolf Steiner Vortrag 6.1.24

[17] Jacques Lusseyran „Das wiedergefundene Licht", Siebenstern-Taschenbuch 155

[18] Herbert Sieweke „Anthroposophische Medizin", Dornach 1959 Kap. 14

[19] Klara Zupic „Der Krebs als Lichtstoffwechselstörung", Verein für Krebsforschung Arlesheim 1979

[20] Ärztezeitschrift für Naturheilverfahren 4/81, R. Teubner, M. Rattermeyer und W. Mehlhardt „Neue Methode zur Feststellung der Qualität von Lebensmitteln"

[21] Gerhard Schmidt „Zur Frage der Kältekonservierung von Lebensmitteln", Ernährungsrundbrief Heft 35 u. 36

[22] Almar von Wistinghausen „Kiesel im Haushalt der Natur und in der Landwirtschaft", Ernährungsrundbrief Heft 42, s. unter [7]

[23] Maria Thun, Hans Heinze „Anbauversuche über Zusammenhänge zwischen Mondstellungen im Tierkreis und Kulturpflanzen" Schriftenreihe „Lebendige Erde", Darmstadt 1973

[24] Rudolf Steiner „Heileurythmiekurs", Dornach 2. – 18. April 1921

[25] H. Glatzel „Die Gewürze", Herford 1968

[26] B. Thomas „Nährstoffverluste bei der modernen Brotherstellung", Zeitschrift Diaita in Erfahrungsheilkunde, Heidelberg 1980/4

[27] Udo Renzenbrink „Zeitgemäße Getreide-Ernährung", Rudolf Geering-Verlag Dornach 1979

[28] „Die Zubereitung von Getreide" Rezeptheft, Hrsg. Arbeitskreis für Ernährungsforschung 3. Auflage 1982

[29] Ada Pokorny „Die Verarbeitung des Getreides zu Brot und Gebäck" Hrsg. Arbeitskreis für Ernährungsforschung 2. Auflage 1980

[30] Annelies Schöneck „Milchsaure Gärung zuhause", Karlsruhe 1979, Bersgatan 10 b S 15020 Järna Schweden

[31] Bäckerei Wilhelm Kanne, 4670 Lünen/Westf., Im Geistwinkel 40

[32] Kwaß zu bereiten („Aus unserer Arbeit") Ernährungsrundbrief Heft 40, s. unter [7])

[33] Olaf Koob „Droge und Suchtentstehung" Merkblatt (Doppelheft) Hrsg. Verein für ein erweitertes Heilwesen e.V. 7263 Bad Liebenzell/Unterlengenhardt

„Die Zubereitung von Getreide" Rezeptheft (S. 67)

[34] Rudolf Breuß „Krebs", zu beziehen durch Reformhäuser oder die Versandbuchhandlung Margreiter, Im Hag 23, A 6714 Nüziders; in der BRD über Hans Schmid, Gehrenberg 39, 7988 Wangen/Allgäu

[35] Johanna Budwig „Öl-Eiweiß-Kost", Hyperion-Verlag 1967

Der **Arbeitskreis für Ernährungsforschung e.V.** wurde im Jahre 1970 durch Dr. med. Udo Renzenbrink gegründet in Unterlengenhardt (bei Bad Liebenzell im Nordschwarzwald). Er ist als gemeinnütziger Verein anerkannt.

Er orientiert sich am Menschen- und Weltbild der Anthroposophie Rudolf Steiners. Aus kleinen Anfängen heraus wuchsen die Aufgaben; eine Gruppe von Mitarbeitern bildete sich und mit Hilfe der sich ständig vergrößernden Zahl von Mitgliedern gelang es, in einem neu erbauten Haus eine geeignete Wirkensstätte mit Lehrküche einzurichten. Damit war die Möglichkeit geschaffen, auch im eigenen Haus Kochkurse zu veranstalten.

Das Anliegen des Arbeitskreises für Ernährungsforschung ist es, Alternativen für eine gesunde Ernährung zu entwickeln, vor allem eine zeitgemäße Getreide-Ernährung zu erproben und Informationen darüber zu verbreiten. Das geht insbesondere Hausfrauen und Mütter an; unsere Kinder und die heranwachsende Jugend brauchen eine gesunde physische Grundlage, um später ihre Aufgaben erfüllen zu können. Aber auch die älteren Menschen sollten ihren Lebensabend noch rüstig verbringen.

Den ERNÄHRUNGSRUNDBRIEF, das Publikationsorgan des Arbeitskreises, erhalten die Mitglieder kostenlos. Er erscheint vierteljährlich im Umfang von ca. 50 Seiten und enthält jeweils zahlreiche Beiträge aus dem weiten Umkreis der Ernährung und Lebensführung sowie neue Rezepte der Versuchsküche.

Ein Probeheft und weitere Informationen erhalten Sie vom Arbeitskreis für Ernährungsforschung, Zwerweg 19, D-7263 Bad Liebenzell.